JN200132

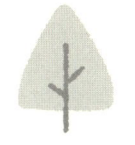
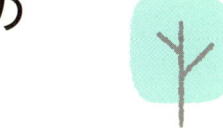

精神科訪問看護の

いろは

「よき隣人」から「仲間」へ

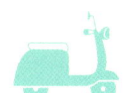
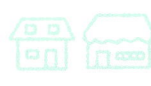
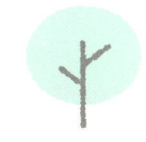
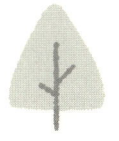
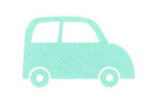
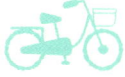

横山恵子・藤田茂治・安保寛明 編
埼玉県精神科アウトリーチ研究会協力

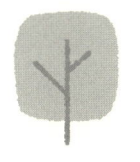
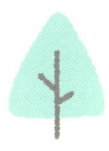
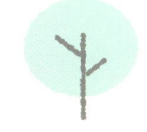
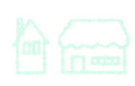
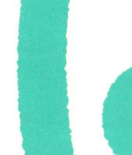
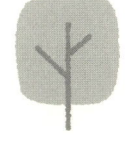
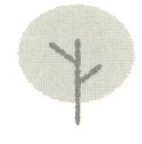
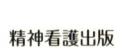
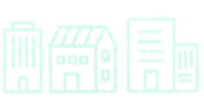

精神看護出版

刊行にあたって～「よき隣人」としての訪問看護師

みなさま，こんにちは。

本書の出版に関して総合的にかかわらせていただいた藤田です。

まずはこの本を手に取ってくださり，ありがとうございます。時間をかけて，多くの仲間たちとこの本をつくりました。この本をどうしてつくることになったのか，その経緯を少しお話ししたいと思います。

本書は「埼玉県精神科アウトリーチ研究会」の協力でつくられました。この研究会は，埼玉県内の精神科訪問サービスに従事している人々が集まり，事業所や実践者のネットワーク体制の充実をはかりながら，精神疾患を有する人，その家族が，どこの地域に暮らしていても一定の精神科訪問サービスが受けられるよう，ケアの質の確保・向上に寄与する会として設立されました。

私は大阪生まれの大阪育ちです。埼玉県には2015年6月に来ました。さまざまな事情はあるのですが，埼玉県の精神科医療を，精神科看護をなんとかしたい！　という思いのもと，精神科に特化した訪問看護ステーションを立ちあげました。埼玉県に縁もゆかりもなかった私ですが，埼玉県精神科アウトリーチ研究会のメンバーである埼玉県立大学保健医療福祉学部看護学科教授の横山恵子先生や林裕栄先生に出会い，さいたま市メンタルヘルスネットワークの一員に入れていただきました。また，私が大阪から埼玉へ来るきっかけになった埼玉県立精神医療センターの精神科認定看護師の生山佳寿美さんのご協力もありました。

それが縁で「埼玉県精神看護・精神地域ケア事例検討会」を立ちあげ，2016年から定期的に開催しており，現在（2019年3月）の時点で14回の開催をさせていただいています（現在の名称は「埼玉県精神科事例検討会」）。回を重ねるごとに埼玉県内だけでなく，近県からも参加してくださる方が増え，多い時には80人もの人が参加してくださるようになりました。

このような出会い，つながりをいただき，埼玉県精神科アウトリーチ研究会は埼玉県の精神科訪問サービスのケアの質の確保・向上をめざし，2017年5月に発足しました。

私の「埼玉県の精神科医療をなんとかしたい！」「看護師さんたちみん

なが手をつなぐことができたなら，きっと日本の精神科医療は変わるはずだ！」という個人的な思いに賛同してくださり，たいへんお忙しい時間を縫って集まってくださった埼玉県精神科アウトリーチ研究会のみなさま，山形県から安保寛明先生，大阪からは矢山壮先生も来てくださりました。そして看護師の思いを精神科医である藤井千代先生，竹林宏先生が賛同してくださり，とても心強く思いました。さらに，現場からは精神科に特化した訪問看護を行っている片山尚貴さん，川本裕一さんも参加してくださいました。そんな多くの方々の協力があり，この本は生まれたのです。

　研究会の活動のなかで，埼玉県内の精神科訪問サービスをされている方々にアンケートを行いました。その結果，「精神科の経験はないが精神科訪問看護を行っている方」が実にたくさんおられることがわかりました。埼玉県内の調査ですが，全国でも同様の状況があるのではないかと考えました。精神科に特化した訪問看護ステーションは増えてはきましたが，質・数ともに満足のいく状況ではありません。精神科病床の削減，入院治療から地域へという国の方針もあります。何らかの精神疾患をもちながら地域生活をしている方々は数万人いるといわれており，その数は今後も増えていくと思います。しかし，精神科に特化した訪問看護ステーションはまだまだ足りておらず，さらには質の担保も個人の感覚に頼っている現状があるのは否めません。多くは精神科の経験はないが精神科訪問看護を行っている方々が受けてくださっており，手探りながらも精神科訪問看護を行っているのです。

★

　精神科の専門性を高めるための書籍はさまざま出版されていますが，「精神科経験はないが精神科訪問看護を行っている方」へ届けるような書籍は，いまのところ見あたりません。そのような方々へ「精神科は難しい」「とっつきにくい」と思わず，笑いもあり，涙もあり，楽しく読める，でもとてもためになる本をつくりたくて，この本をつくりました。

　本書では，従来から行ってきた保護的・管理的なかかわりではなく，精神科訪問看護における新たな視点である「よき隣人」「仲間」としての

訪問看護師のあり方について，10のシュチュエーションを通じて紹介しています。

横山先生の大局的な視点からのアドバイス，安保先生は冷静かつ的確に物事を別の視点からとらえる枠組みを提供しています。この3名のほか，6名のエキスパートがシチュエーションに応じて登場し，それぞれに個性的な助言を行います。

精神科の経験のない方にはかかわりのヒントが，精神科のベテランの方でも目からウロコが落ちるような新しい視点が得られると思います。

この本を通じて精神科訪問サービスをしている方々のお役に立てれば，そして精神科訪問サービスを受けておられる方やそのご家族に支援が届けられればとてもうれしく思います。

最後にこの本の構成について。この本は教科書ではありません。10の相談事に対する，精神科経験の豊富な人々の語りによって構成されています。相談事については前述の事例検討会でのアンケートから10の場面を設定し，その困り事に対して精神科経験の豊富な人々から具体的なアドバイスを行うという物語としての形をとっています。

このアドバイスはあくまでも経験からのアドバイスであり，すべての事柄や状況，場面にあてはめられるものではありません。人が変われば状況もすべて違ってきます。あくまでも大切にすることやかかわりの基本姿勢として参考にしていただければと思います。より深い専門性の高い書籍はさまざまに出版されています。本書を入り口にして，より専門性の高いところを求めるのもよし，基本として立ち戻る場所とするのもよし。本書がみなさまにとってそのような本であることを願っています。

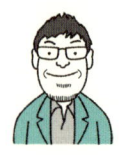

2019年5月
藤田茂治

はじめに～地域包括ケアシステムの時代に

日本は諸外国と比べ，精神病床が多く，入院中心の精神科医療が長く続きました。その結果，精神障がい者の多くが，長期入院を強いられ，今，その方々の地域移行が大きな課題となっています。なかなか進まない，「入院医療から地域生活中心へ」という転換のなかで，注目されているのがアウトリーチ支援です。アウトリーチ支援は，これからの精神保健医療福祉に大きな役割を果たすものといえます。この本書は，そのようなアウトリーチ支援，特に精神科訪問看護にかかわる支援者の方々の困り事の解決に役立つようにとつくられました。

アウトリーチとは，「Out（外へ）」と「reach（手を伸ばす）」を併せた言葉で，訪問型支援サービスのことをいいます。精神に障害を抱えている人のなかには，自分から相談できずにいる人が少なくありません。治療を中断してしまった人，ひきこもり状態で孤立して，家のなかにとどまっている方も大勢います。精神科領域では，精神科医，看護師，作業療法士，精神保健福祉士など，さまざまな職種がチームを組み，支援が必要な人のもとを訪れ，必要な支援を届けます。最近では，病気を経験した方々が，ピアスタッフとなって訪問チームに入ることも珍しくなりました。そうした，ひきこもりの状態にある人たちに必要な支援を届け，医療や福祉につなげることで，新たな入院や再入院を防ぎ，1人1人がその方らしく地域生活ができるように支えていくことが必要です。

社会は地域包括ケアシステムの時代になりました。このシステムは，精神障がい者にも適用され，2017年には「精神障害にも対応した地域包括ケアシステムの構築」の推進が示されました。精神障害の有無や程度にかかわらず，地域の一員として，誰もが安心して自分らしく暮らすことができるよう，さまざまな相談窓口，精神科医療機関，その他の医療機関，地域支援事業所，市町村などによる，重層的な連携による支援体制を築いていくことが求められているのです。

精神科に特化した訪問看護師ステーションもありますが，一般の訪問看護ステーションでも，精神科訪問看護を始める事業所が増えてきました。しかし，そのような訪問看護ステーションでは，精神科経験のない職員が多いのが現状です。また精神科経験があっても，病院内だけに勤

務してきた職員には，地域生活に必要な支援を行うことに難しさを感じている人たちも多いのではないかと思います。

そのような地域ケアにかかわる支援者をサポートし，ネットワーク体制の充実をはかり，ケアの質の確保・向上に寄与する会として，2018年5月に「埼玉県精神科アウトリーチ研究会」を設立しました。精神疾患を有する人，そのご家族が，どこの地域に暮らしていても一定のサービスが受けられるよう，地域ケアの充実をはかることが目的です。

一方で，ユーザーである当事者や家族にとっては，アウトリーチ支援は十分に認知されていないのが現状です。また，対人関係に課題をもつ当事者の方々にとっては，自分の聖域である家庭のなかに，第三者が入ってくるのは，驚異でもあります。当事者，家族には，十分な説明をするなど，ていねいなかかわりが必要です。まずは，時間をかけて信頼関係をつくることが重要だと考えます。精神障害をもつ当事者，家族には，セルフスティグマ（内なる偏見）があるといわれます。家族は，家族内で問題解決しようとするため，地域で孤立しやすい現状があります。孤立した当時者や家族をつなぐ支援のスタートは，このアウトリーチ支援です。訪問看護の情報をぜひ，こうした人々に届けていただきたいと思います。そのためには，支援する訪問看護師自身も，地域の多職種，多機関との連携をはかることが大切です。そして，支援者だけでなく，家族会や当事者会，AA（Alcoholics Anonymous）や断酒会などの，セルフヘルプグループとの連携も重要です。さらに，訪問看護師同士が連携しながら，スーパービジョンを受け，成長していくことも大切だと考えます。

本書には，ベテランの精神科訪問看護師の経験的な知識と技術がぎっしりと詰まっています。精神科経験のほとんどない新人訪問看護師の困り事を想定し，ユーモラスで楽しいドラマ仕立てで，わかりやすく解説されています。この本には，目からうろこの展開があり，楽しみながら，ベテラン看護師の経験知を学んでいただけると思います。

新人はもちろんですが，ベテランの訪問看護師の方々も，自分の支援

を振り返り，経験的に行ってきた支援を意味づけたり，理論的背景を意識することで，これまで以上に自信をもった支援ができるようになるのではないかと思います。

　みなさま，これから，訪問看護の幕が開きます。どうぞ，楽しみながら，精神科の奥深さや，支援のおもしろさを感じとっていただけたらと思います。十分堪能いただき，私たち「埼玉県精神科アウトリーチ研究会」の仲間に入っていただければうれしく思います。

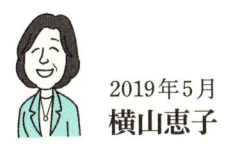

2019年5月
横山恵子

目次 ● contents

刊行にあたって～「よき隣人」としての訪問看護師（藤田茂治）… 002

はじめに～地域包括ケアシステムの時代に（横山恵子）…………… 005

この本のなりたち ……………………………………………………… 012

シチュエーション① 頻回な電話
夜間休日，鳴りやまない電話ー「今から死ぬ」と言われて ………… 015
（横山恵子・安保寛明・藤田茂治）

    コラム① メンタルヘルス・ファーストエイド（安保寛明）……… 029
    コラム② 罪悪感を与えないかかわりの大切さ（安保寛明）……… 031

シチュエーション② 家族調整
母と子の狭間に立ってーお互いの自立を促す訪問看護って………… 033
（横山恵子・安保寛明・藤田茂治）

    コラム① 家族全体を視野に入れた支援を（横山恵子）………… 047
    コラム② 親・きょうだい・配偶者・子ども，それぞれの立場から…… 050
    （岡田久実子・仲田海人・前田 直・坂本 拓）

シチュエーション③ 服薬支援
服薬確認，とても躊躇するータオルの投入の見極めについて………… 055
（安保寛明・藤田茂治・川本裕一・片山尚貴）

    コラム① リカバリーの過程と精神症状の査定（安保寛明）……… 067
    コラム② 利用者の"秘密"に焦点をあてるのではなく（片山尚貴）…… 069

シチュエーション④ 性的関心
性的なメッセージを受け取ってしまったらーモヤっとしたままの訪問はつらい… 071
（横山恵子・安保寛明・藤田茂治・荻野樹里・生山佳寿美・居馬大祐）

    コラム① 仲間と思いを共有することで全力で利用者と向きあえる…… 087
    （荻野樹里・藤田茂治）
    コラム② 看護師の自尊心を保つことの大切さ（安保寛明）……… 089

シチュエーション⑤ 幻覚妄想
あぁ幻覚妄想ーネフェさんと〈ひかりさん〉と …………………… 093
（横山恵子・安保寛明・藤田茂治・生山佳寿美）

    コラム① 幻覚・妄想にのみ焦点をあてるのではなく（藤田茂治）…… 107

シチュエーション⑥ ゴミ屋敷

足の踏み場もない部屋に行くのはユウウツーその「ゴミ」，ほんとは宝物かもね … 111
（横山恵子・安保寛明・藤田茂治・荻野樹里・生山佳寿美）

- コラム①　自己開示とIメッセージ（生山佳寿美）……………………… 122
- コラム②　他者理解のための自己理解（横山恵子）…………………… 124

シチュエーション⑦ 多職種連携

「お医者さんに身構える」ー医師との連携だけではないのです ……… 127
（横山恵子・安保寛明・藤田茂治・竹林 宏・荻野樹里・生山佳寿美）

- コラム①　ジェノグラムとエコマップを使うと見えてくるもの（林 裕栄）…… 143
- コラム②　多職種連携の現在（林 裕栄）…………………………… 146
- コラム③　訪問看護師のみなさまへ（竹林 宏）………………………… 148

シチュエーション⑧ やりがい

何も変わらないとあきらめたくなるー「らしさ」のゴールを未来に見据えて …… 151
（安保寛明・藤田茂治・川本裕一・片山尚貴）

- コラム①　訪問看護と"卒業"（菅沼卓也・藤田茂治）………………… 163
- コラム②　まずはその人を知ることから（川本裕一）………………… 165
- コラム③　訪問看護を"卒業"した方からのメッセージ（安保寛明・笹井 瞳）… 167

シチュエーション⑨ 壮大な夢

夢をもつことは素敵，なんですがー大きすぎる夢を語られて………………… 169
（横山恵子・安保寛明・藤田茂治・荻野樹里・生山佳寿美・居馬大祐）

- コラム①　WRAPと"希望"と夢と（矢山 壮）……………………… 181
- コラム②　ストレングスを「紹介力」から考えてみると（安保寛明）………… 184

シチュエーション⑩ 身体合併症

糖尿病治療にまったく乗り気じゃない人
ー「好きにさせてくれ」と言われましても ……………………… 187
（安保寛明・藤田茂治・川本裕一・片山尚貴・荻野樹里）

- コラム①　体は話さないが心を語っている（居馬大祐・藤田茂治）…………… 199
- コラム②　食へのアディクションという見方で食行動を考える（安保寛明）… 201

埼玉県精神科事例検討会について（横山恵子・藤田茂治）……………… 204

おわりに〜最高の心のケアは喜びの共有と祝福（安保寛明）……… 206

● 執筆者一覧　掲載順

横山恵子　よこやま けいこ
埼玉県立大学保健医療福祉学部看護学科精神看護学教授

藤田茂治　ふじた しげはる
訪問看護ステーションりすたーと所長

安保寛明　あんぼ ひろあき
山形県立保健医療大学大学院保健医療学研究科精神看護学教授

岡田久実子　おかだ くみこ
さいたま市精神障がい者もくせい家族会副会長

仲田海人　なかた かいと
栃木きょうだい会

前田　直　まえだ すなお
精神に障害がある人の配偶者・パートナーの支援を考える会／杏林大学保健学部作業療法学科助教

坂本　拓　さかもと たく
精神疾患の親をもつ子どもの会こどもぴあ代表

片山尚貴　かたやま なおき
訪問看護ステーションけあっぐ管理者

川本裕一　かわもと ゆういち
訪問看護ステーションシェアライフ管理者

荻野樹里　おぎの じゅり
訪問看護ステーションりすたーと

生山佳寿美　いきやま かすみ
埼玉県立精神医療センター／精神科認定看護師

居馬大祐　いば だいすけ
訪問看護ステーションりすたーと・作業療法士

竹林　宏　たけばやし ひろし
土呂メンタルクリニック院長

林　裕栄　はやし ひろえ
埼玉県立大学保健医療福祉学部看護学科老年看護学教授

菅沼卓也　すがぬま たくや
訪問看護ステーションりすたーと・作業療法士

笹井　瞳　ささい ひとみ
WRAP研究会いわて

矢山　壮　ややま そう
関西医科大学看護学部看護学科精神看護学講師

● 埼玉県精神科アウトリーチ研究会 https://saitama-outreach.amebaownd.com/

会長
　藤田茂治 （訪問看護ステーションりすたーと所長）

副会長
　横山恵子 （埼玉県立大学保健医療福祉学部看護学科精神看護学教授）

メンバー
　安保寛明 （山形県立保健医療大学大学院保健医療学研究科精神看護学教授）
　生山佳寿美 （埼玉県立精神医療センター／精神科認定看護師）
　居馬大祐 （訪問看護ステーションりすたーと）
　片山尚貴 （訪問看護ステーションけあっぐ管理者）
　川本裕一 （訪問看護ステーションシェアライフ管理者）
　菅沼卓也 （訪問看護ステーションりすたーと）
　竹林　宏 （土呂メンタルクリニック院長）
　林　裕栄 （埼玉県立大学保健医療福祉学部看護学科老年看護学教授）
　藤井千代 （国立研究開発法人国立精神・神経医療研究センター精神保健研究所地域・司法精神医療研究部部長）
　矢山　壮 （関西医科大学看護学部看護学科精神看護学講師）

この本のなりたち

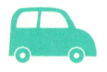

　ある街の，精神科に特化した訪問看護ステーション。
　横山所長率いるこの訪問看護ステーションには，藤田さん，安保さんをはじめ，精神科訪問看護について，酸いも甘いも知り尽くした個性的なスタッフたちがいます。

　かれらに加えて，近隣の訪問看護ステーションやクリニック，さらには病院の先輩医療者が，駆け出しの訪問看護師たちからもち込まれるのさまざまな相談に，時にユーモアを込めて，時に真面目に，アドバイスを行います。

　この本で語られていることの中には，もしかしたら，従来の訪問看護の枠からはみ出た部分があるかもしれません。「これが訪問看護師の仕事なの？」そんな声も聞こえてきそうです。

　これが訪問看護師の仕事なの？
　違うのかもしれません。でもかれらは，そのようにして，訪問看護をしているのです。

　この本が伝えるメッセージはたぶん１つだけ。
　訪問看護師は利用者さんにとって，「よき隣人」であり「仲間」になってほしい。
　「よき隣人」や「仲間」であるためには，医療者という枠を少しだけはみ出して，利用者に歩み寄ってみること。そうやって関係してみること。

この本の登場人物

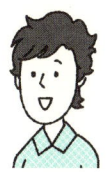

ケイコさん

精神科病院勤務を経て現在，憧れであった精神科に特化した訪問看護ステーションで働くも，日々悩みごとで頭がいっぱい。

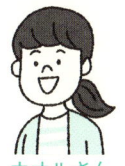

カオルさん

精神科は実習以来，精神科の訪問看護はほぼ未経験。未経験ゆえに，猪突猛進で突っ走るが，しばしば壁にぶつかる。

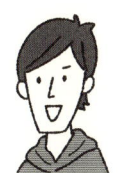

タロウさん

ケイコとカオルとは看護学生時代の同級生。2人よりも精神科訪問看護のキャリアは長いが，訪問看護師としての自分に自信を失っている。

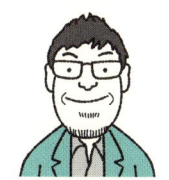

藤田さん

言わずと知れたベテラン看護師。蝶のような繊細さとゴリラのような胆力を併せもつ。このところ体重が気になりシェイプアップ中。

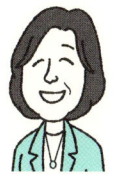

横山さん

個性あふれる面々の揃う訪問スタッフたちの手綱を握る名所長。常に大局的な視点から地域支援を考える，実行力に優れた管理者。

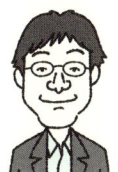

安保さん

精神保健医療福祉に関する"知識の引き出し"は底知れず。常に適切なアドバイスと提案でスタッフからも利用者からも信頼が厚い。

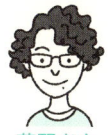

荻野さん

藤田さんを慕って同ステーションに勤務。その個性が大爆発する訪問看護っぷりに藤田さんさえも驚愕する。愛称は「樹里ぼ」。

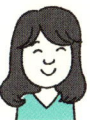

生山さん

横山所長率いる訪問ステーションと同地域にある病院の看護師。病院─地域の橋渡し役としてこの地の地域ケアには欠かせぬ存在。

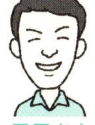

居馬さん

作業療法士。人の体に触れるだけで「体が語りかけてくる（しかも関西弁で）」と語る天才。真偽は不明。ケイコさんとは同僚。

片山さん

精神科に特化した訪問ステーション管理者。埼玉県の精神保健医療福祉を盛り上げようと奮闘する中で横山さんらと出会う。

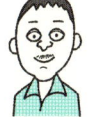

川本さん

ケイコさんと居馬さんの上司。常に冷静沈着。質実剛健。泰然自若。たまにケイコさんと居馬さんのいさかいに巻き込まれる。

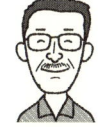

竹林さん

同地域のクリニックの医師。元々は病院勤務の医師。往診をはじめ，とにかく患者・利用者のもとへのアウトリーチが大好き。

田端さん

カオルさんの父親。訪問ステーションの所長。カオルさんが地域ネットワークに参加していくのを横目で見ながら羨ましく思う。

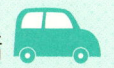

夜間休日，鳴りやまない電話
－「いまから死ぬ」と言われて

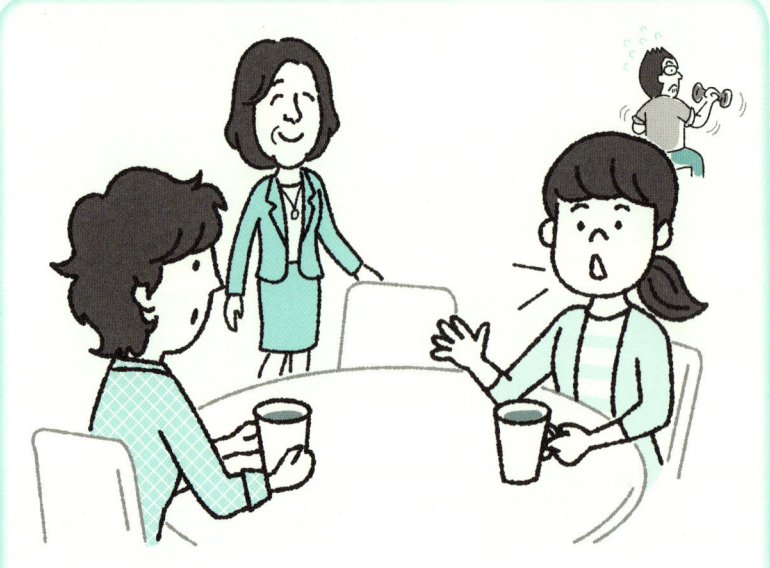

ある日の昼下がり

 今の見た？

 藤田さんのこと？　見た見た。一心不乱にウエイトトレーニングしてたね。

 あんなにたくさんのトレーニング器具揃えてね。見かけるたび，体が大きくなっているね。いったいドコをめざしているのかしら？

 前に，「自分は"シルバーバック"になる」って。

 何それ？

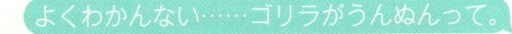 よくわかんない……ゴリラがうんぬんって。

 でも，なれそう，藤田さんなら。……ゴリラ先輩って呼んだら怒るかな？

 やめなよ，それはさすがに怒るよ。

怒るかな？

怒るよ，いくら藤田さんでも。ドラミングしながら迫りくるよ。

それ，もう完全にゴリラじゃない。

なんだか楽しそうね。ほら，戻ってきたわよ。
横山

お待たせ。久しぶりだね！　仕事は順調？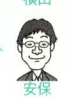
安保

順調……というわけにはいかないんです。

だから『みなさんに相談がある』ってメールをくれたんだね。

最初，私がカオルさんから相談を受けたんですけど，ちょうど私も同じような問題にぶつかってて，じゃあ，一緒に安保さんや藤田さん，横山さんのところに相談に伺おうって話になって。忙しいところ，すみません。

すみません，忙しいところ。

いいんだよ気を遣わなくて，いつでも来てよ。
藤田

びっくりした，いつの間に隣に，ゴリ……藤田さん。ていうか，すごい汗……。

今，なんか言った？。

まあ藤田さん，かわいい後輩の相談に乗ってあげようじゃないの。

……そうですね……それで，相談ってどんな内容なの？

（ホッ）実は……。

このところ，利用者さんが夜間休日問わず電話連絡をかけてくる。内容は母親や近隣の人との付き合いに関する愚痴，今後の不安などなど。最初の頃は対応できていたのだが，毎日のように続くためにスタッフは疲弊し，「あまり電話をかけてこないでください」と慎重に，遠回しに伝えたことがきっかけで，怒りだしてしまった（訪問時には比較的に穏やかに話すことはできている）。「お前たちがそんな風に言うんだったら俺は今から死ぬ。いいんだな。お前らのせいだからな」と言われ，慌てて家に伺ったことも何度かある。さて，どう対応したものか……。

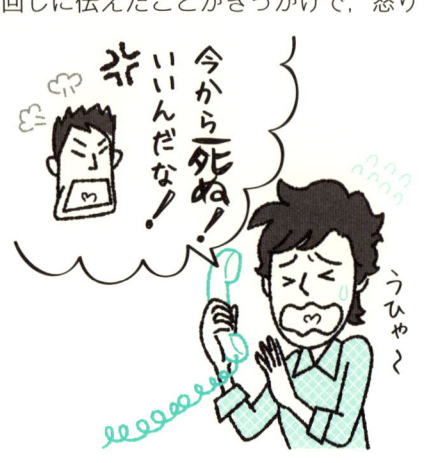

ピンチを乗り越えられる何かを共有すること

▶安保　通常の仕事外だという感覚があると，疲労感や徒労感を感じちゃうよね。

▶カオル　そうなんです。どうしても「ああ，まただよ……」って思ってしまうんです。

▶安保　そうした気持ちはどうしても出てしまうよね。訪問に行ってケアを提供するのが本来の業務っていう感覚はあるからね。でも，「本来の業務」ってところに注目しすぎると，被害意識みたいなものも出てきてしまうでしょう？

▶カオル　そうそう，そうなんです。「あの人のせいで私の時間がとられる……」なんて思っちゃったり。

▶安保　わかるよ。わかるけどね，そんな気持ちを抱えながら訪問する

のってできればしたくないよね。

▶ケイコ　そうですね。頭の片隅にでも「この利用者さん，面倒なことを言う人」っていう先入観があると，ケアの内容に影響しちゃうんじゃないかって思います。

▶安保　そうだね。だから「電話をかけてくる」という点への注目から，もっと別のところへ注目を移したらいいんじゃないかな。

▶カオル　別のところ。

▶安保　その利用者さんはどんな時に電話をかけてくるのかな？　それに，電話をかけてくることを，本人はどう思っているのかな？　もっと言えば，そうした電話をかけてくる時って，本人はどんな気持ちなんだろう。

▶カオル　「また電話きたよ……」という嫌な感じが強すぎて……そこまで考えがいかなかった，です……。

▶安保　たとえばさ，利用者さんは「つながり」をもとめて電話をしてきているのか，具体的な解決を求めているのかによってプランは変わってくるよね。

▶カオル　うーん，たぶん「つながり」がほしいんだと思います。

▶ケイコ　電話を頻繁にかけてくる背景を考えると，そうした「つながり」を増やしていくために，今後，訪問看護の中でどんな支援が必要かわかってきますね。

▶安保　そうだね。それに利用者さん，「いまから死ぬ。いいんだな」って言うんだよね。

▶カオル　そうですね。

▶安保　話を聞く限りでは，その利用者さんの背景には頻繁に電話かけることへの罪悪感が隠れていると思うんだ。「お前らのせいだからな」というのも，そうした罪悪感に対して罪悪感で打ち返しているとも考えられる。だから本人にはどこかで「こんなにしょっちゅう電話したら悪いかも」という気持ちがあるのかもしれない。それはやるせないよね。だからそのやるせなさを覆い隠すような，もっと大きなこと，つまり「いまから死ぬ。いいんだな」っていう言葉を持ち出してきているんじゃないかな。電話をかけるのは悪いと思っている。でも自分の気持ちとしては，かけざるをえない。しょうがないんだ。その「しょうがない」って

いう気持ちをケアの出発点にする必要があるんじゃないかな。とすれば，利用者さんと共有できる解決像としては，電話かけなくても，ピンチを乗り越えられる何か，これを共有するということだと思うよ。

▶藤田　電話をかける以外の方法を見つけるということだね。

▶安保　そういうこと。

▶藤田　自分の抱える「しょうがなさ」を解消するために，ぱっと手に取れる方法を選んでしまう人は少なくないよね。あるいは，解消するための別の方法をもってはいるのかもしれないけど，それが全然うまくいっていないのかもしれない。つまり，WRAP®（Wellness Recovery Action Plan）的に言えば，この利用者さんは「道具」の活用がうまくいっていないんだ。難しいのは，こうした頻繁に電話をかけてくる状態って，すでに「道具」が使えていない状況で，この段階で「道具」を投入しても，時すでに遅しなんだと僕は思う。だってすでに自分で自分のコントロールが効いてない状態なんだから。大切なのは，そうなる手前の，日常生活の中で「道具」を使って自分自身をメンテナンスできるということ。僕がカオルさんだったら，日常の中で「道具」を探していくようなかかわりをするだろうな。

　普段から，何も問題が生じていない日常から，いかにかかわっているかは大事だよ。人間関係ってそうじゃない。たとえば夫婦関係でも，何か問題が起きた時になって「どうした！　どうした！　何があった」って介入しても，「あなた，普段私がどんな風に思っているか，知らないでしょう」って言われちゃうじゃない？

▶横山　藤田さん，それ，個人的な話？

▶藤田　たとえばですよ，所長。

▶横山　そうですか，なら安心。いずれにしても「頻繁に電話をする」という利用者さんの背景にある気持ちをていねいにくみ取ること，そして日常からのかかわりの中で，利用者さんが困った時に，できれば自分で対処できるような"何か"を共有していく，というところが基本的な方向性になるのでしょうね。

🎵 困ってしまう電話への具体的な対応

▶ カオル　ああ，何だか自分ができていない点がはっきりした気がします。でも……。

▶ 安保　「いま，実際に問題になっているこの頻繁な電話をどうするか」ってことだよね。そこを何とかしたいという気持ちはわかるよ。実際，どんな風に対応しているの？

▶ カオル　自分で振り返ってみて恥ずかしいのですが，「今，忙しいので，また後で」って……。

▶ 安保　ああ……。じゃあ，私の場合だったらどうするかを伝えますね。相談内容のような電話には原則的に5分以内くらいに終わらせるということを意識しています。仕事が詰まっている時なんかは「ごめんなさい，次の訪問があって，申し訳ないんですけど，必ずかけ直すので，次の訪問が終わってからでいいですか？」というように。「今じゃないとダメ」っていう場合には，「私じゃない人につないで大丈夫ですか？」「今すぐ使える他の方法ってないですか？」と対応しますが，原則，5分以内に電話を終了させて，必要があれば折り返しの電話を入れるっていうのが基本パターンです。

　折り返しの電話をするのって，「あなたのことを忘れていないよ」ということを相手に印象づけるためには非常に大事なことでね。特に電話という手段でも人とのつながりをもちたいという人には，本当に必要。

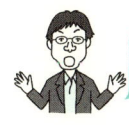 自分の声を聴いてくれる人がいるって，存在証明なんだよね。

▶ 藤田　存在証明。いいこと言うねぇー，安保さん。でもさ，折り返しの電話を入れるって，あたりまえのようだけど，疎かになってしまうんだよね。

　僕の場合，そうした電話でも，とりあえずは他の仕事を中断しても，集中して対応する。例え5分間だけでも。その5分を疎かにしてしまうと，後々になってもっと時間がとられてしまうことになるからね。だったらこの5分間きっちり，その電話と向き合う。

▶ケイコ　病院での看護でもそうですよね。ステーションに何度もやってきていろいろ訴えてくる人に対してあしらうような対応すると，結局，後でもっとたいへんなことになる。そんな経験たくさんあります。

▶安保　そこでポイントなのはね，「こんな電話はしちゃいけなかったんだ」っていうような罪悪感を相手に残さない会話の終わり方をすることなんだよね。だから必要なら折り返しの電話を入れたり，もし相手がそれでいいというのであれば次回の訪問の時に聞かせてもらいたい，ということを伝える。

▶藤田　それと，こちらの事情も明確に伝えることが大事だよね。「次の訪問が迫っていて，今は数分しか電話ができないんです。もしそれで「数分じゃ話きれない」ということであれば，「では，必ずかけ直します」と伝えることで，相手も言いたいことが整理できるし，こちらもスケジュール通りに動くことができる。けっこう曖昧に濁した伝え方をしちゃう場合って多いよね。

▶カオル　あぁ，この利用者さんに「いまから死ぬ。いいんだな」って言われた時の対応がまさにそれだったかも……。

▶安保　どんな言い方をしたの？

▶カオル　あまりに話が長いので「すみません，ちょっと他の仕事が詰まっているので，今お相手できないんです。また，何かあったらかけてください」って……。悪い印象を与えてしまうのもよくないし，これまでも，同じように「また，何かあったらかけてください」って伝えていましたね。

▶安保　あぁ……。「何かあったらかけてきて」って言っているのに，実際に電話をかけて「相手できない」ってあしらわれれば，本人は混乱しちゃうよね。矛盾したメッセージを伝えちゃっているよね。

▶藤田　「存在がウザがられている！」って本人が思い込んでしまってもしかたない。

▶安保　それで，ますます頻繁にかかってくる。

▶カオル　冷静に考えると，私でも「いいのか悪いのか，どっちなんだ！」ってイライライしちゃうかも。

▶安保　でしょ？

▶横山　メッセージは明確であるほうがいい。必要であれば必ず折り返

しをするということを伝えることで，相手もトーンダウンする。忙しいとどうしてもこの手の対応はおろそかになってしまいますが，真摯な対応をしていきたいですね。

🎤 「死ぬ」と言われたら

▶ケイコ　あの，私，ちょっと気になっていたんですが。

▶藤田　どんなこと？　ケイコさん。

▶ケイコ　この利用者さん，「今から死ぬ。いいんだな」って言っていますよね。これ，本当にそれを実行してしまう恐れはないんでしょうか？

▶藤田　うーん，難しいところだね。「死にたい」って言っている人は逆にそれを実行しないというのはよく聞く話だけど……。

▶安保　基本的には「死にたい」と言っている人には，メンタルヘルス・ファーストエイドの考えのもと，リスクの査定とそれに応じたケアはしたほうがいいと思います。「『死にたい』って言っている人は逆にそれを実行しない」という楽観主義は，支援者が悲観的にかかわらないようにする意味では必要ではあるのですが。

> 死にたいほどの「つらさ」の面に気持ちを向けるというのが原則的な対応ですね。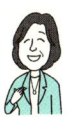

▶安保　たとえば私の場合だと，「今，マンションの屋上にいる」という電話がかかってきたことがあります。この時には「このタイミングで電話をしてくれたってことは，今すぐ，絶対に死ぬってことではなくて，何か話しておきたいことがあるってことですよね。少し長めに時間をとって話すことは可能ですか」と，かけてきた電話をできるだけ引き延ばして，事実関係を推理していきました。そして自殺のハイリスク状態にある時には，それを留めるのは「つながりの想起」なので，「自宅マンションの屋上にいるとおっしゃいましたが，今の時間って，親御さんがいる時間帯ですか」などと聞いていきました。いろいろと聞いていった結果，「これはいよいよまずいかも」と考え，「話を聞いた以上，『はいどうぞ』というわけにはいきません。他の人にも一緒にかかわってもらうの

でもいいですか」と，伝えました。実際にはその時に事務所にいた事務員さんに，110に連絡を入れてもらうのを想定していたけれど，本人が「そこまでじゃないんだけど」と落ち着いてくれた。そして，「あの，一応聞きますが，この電話の後で飛び降りられたら僕，けっこう後悔が残ると思うんですよ。本当に飛び降りないですよね？」と聞いたら，「しない」と。私の経験ではこれ1度きりでしたね。いずれにしても最重度の自殺リスクはメンタルヘルス・ファーストエイドの観点でかかわる，というのが原則。

🎵 別の方法を見つける

▶カオル　さっき藤田さんが「電話をかける以外の方法を見つけるということ」って言いましたよね。WRAP的には，つまり道具。でも私，なかなかそういうものって見つけられないんですよね。

▶藤田　でもカオルさん，これだけ頻繁に電話がかかってくるということは，それなりに利用者さんと会話をしているわけだよね。それに何度も訪問に行っているしさ。その中でこの利用者さんが大切にしている"何か"に気づいたりはしなかった？

▶カオル　うーん……。

▶藤田　難しいかぁ。

▶安保　藤田さんの場合，どんな風にして利用者さんの「ピンチを乗り越えられる何か」あるいは「道具」を見つけていますか？

▶藤田　まったく会話が成り立たない利用者さんへの訪問看護での話なんだけど，とにかく反応がない。しかも部屋の中はいわゆるゴミ屋敷みたいになっていてね。「これはちょっとお手上げだな……」と。でも，しばらく訪問を続けていくと，新しく積みあがっていくゴミの山の上に，かならずゲームソフトのケースが置いてあることに気が付いたのね。「これは！」と思って，自分でもそのゲームソフトを買ってプレイしてみたんです。そうしたらすごく面白くて，はまっちゃった（笑）。それで，「このゲーム，面白いですね」って話題を振ってみたら，そこからどんどん会話が進んで，ぐっと距離が縮まったのね。

　別の利用者では，猜疑心の塊みたいな，何かあると「ぎゃーーー」っ

て喚く利用者さんがいて，訪問にいっても「医者に報告して私を入院させる気だろう！」と取り付く島もない。しばらく一進一退が続いたけど，その人の部屋に貼ってあったポスターがね，僕も好きな歌手だったんだよ。

▶カオル　へぇーー。

▶藤田　しかもファンクラブにはいったのよ，僕。

▶カオル　わー，すごい（笑）。

▶藤田　「○○さん，この歌手好きなの？　……僕も好きでさ，ファンクラブに入ってるんだ」と言ったら，急激に仲良くなることができて，そこから抵抗なくケアを受け入れるようになって，訪問以外の支援も受け入れられるようになったんだよね。

▶安保　何かしら見つかるものだよね。私の場合，ある時アウトリーチに行った先の方がほぼ緘黙状態で，「会話をする」という形での共同性の形成は難しかったので，部屋の様子からディズニーが好きだということがわかっていたので，そのグッズを使って一緒にカレンダーを作るという作業をしました。半年ぐらいそれを続けたかな。そうすると徐々に話をするようになってね。

▶横山　その人の部屋の中にヒントがあることが多いですよね。

▶藤田　そのヒントがまったくない，というのは滅多にないものだよ。

その人の関心をもつものの，本質的な意味を見出す

▶横山　お2人の話からわかるように，その利用者の大切にしているものを「目敏く」見つけて，しかもそれを単に話題にするということではなくて，自分も一緒にやってみる，体験してみる，というのが必要ですね。そうしないと，表面的な会話で終わってしまう。

▶藤田　関心を寄せるってそういうことだと思う。相手の懐に飛び込もうと思ったら，相手と同じことを体験してみないと。そうしないとその人の大切にしている"何か"は見つけられない。

▶カオル　（…………）。

▶安保　カオルさん，なんか考えているね。

▶カオル　この利用者さん，音楽，特にたぶんロックミュージックが好

きで，押し入れにギターがあるとか言っていたなって思い出して。それに灰皿もアメリカのロック歌手のグッズだったと思う。でもなぁ，私，ロックとか全然知らないしなぁ。関心のあるふりしても，きっとすぐにボロが出ちゃうだろうしな……。

▶安保　どうしても興味関心がもてそうにないという場合にはチームの中で，その話題をするのにベストな人と一緒に訪問するのも手ですよ。「○○さん，実はうちのステーションのスタッフに大のロック好きの人がいてですね，あなたの趣味にとても興味があるんだって」と話してみるとかね。

　ちなみにね，関心を寄せるためには，基本的にはシンパシーが必要なんです。でも，シンパシーがもてないような場合でも，その意味をきっかけにして，関係性をつくることが可能なんですよ。ただ，けっこう難しい技術が必要なんだけど。

▶カオル　やれるかどうかわからないけど，一応，教えてください。

▶安保　「その人が関心をもっていることの，より本質的な意味を見出す」という方法です。

▶カオル　うむ……。難しそう。

▶安保　簡単ではないですよ。たとえば，たとえばだけど，ロックミュージックが好きと言う人であれば，ポピュラー音楽と比べて，どちらかといえば，世の中への反発や憤りなどの強い主張とエネルギーを感じるよね。ロックには，世の中や周囲の人と対立したとしても自分らしく生きてやるさ，みたいな文脈がよくある。ロックが好きっていう背景には，あるいはそういった生き方に共感する意識があるのかもしれない。そうした理解を基にかかわりを組み立てていくということも，可能といえば可能。今の例では，ロックそのものに共感できなくても，「他人の顔色を伺うよりも自分らしく生きたい」というスタンスを尊重すれば，十分にいい関係ができる。

　これって"意味の捉え直し"っていう側面があって，人生のとらえ方にも応用できるんだよ。たとえば，趣味も何もなくただただローンを払うためにこれまで働いてきましたという人とかかわるときには，その「ローンを払う」というたいへんさを負ってでも何を得たかったのか，そこにある希望や夢はいったいどんなものだったのか，その意味をあらため

て考えることが重要だよね。

　こうした側面からの対象の理解ってかなり研鑽を積んだ看護師でないと難しい。

▶藤田　難しいねぇ。いま安保さんが言ったことを補足すると，相手の関心事の背景を引き出すためには，自分自身が生きてきた中で培ってきた信念を語る覚悟がないといけない。

▶横山　訪問看護師自身も人としてどう生きているのか，何を大事にして生きているのか。そのあたりを言葉にして表現できたらいいですね。

▶藤田　そう，でもこれはなかなか難しいよ，自分自身に向きあうことが必要になるからね。だから「これ好きなんだ！　面白そう！　僕もやってみよう」って飛び込み方のほうが，かなり楽。

▶安保　うん，楽だと思う。

▶カオル　でも藤田さん，訪問先の人がプリキュアが好きだったっていったら，どうします？　「面白いそうだね，プリキュア！」って言います？

▶藤田　僕，プリキュア，超好きよ。映画観て号泣したもの。

▶カオル　……（まじか）。

▶藤田　だめ？

▶カオル　いや全然，だめじゃないです。

▶安保　藤田さんみたいに，楽しんじゃうのがいちばんだと思うな。

▶ケイコ　そういえばカオルさん，学生のときに音楽サークルに入っていたじゃない。

▶藤田　すごいじゃん。楽器は？

▶カオル　カスタネット。

▶藤田　いいね，それ。一緒にセッションしてみたりね。

▶カオル　いいんですかね，訪問でそんなことして？

▶安保　まわりの家の迷惑にならなければ全然ありだと思うよ。

▶横山　カオルさん，いまでもカスタネットを叩くの？

▶カオル　ええ，私，何だかむしゃくしゃした時とかにカチカチやると，すっとするんです。

▶横山　いまのその発言，ヒントかもね。

▶安保　うんうん！

From:'kaorutabata'<kaoruhou-monkango@gmail.com>
Date:Thursday, December 13, 2018 20:06
To:'Houmokangostation'<houmonkangostationsaitamama@gmail.com>
Subject:**相談に乗ってくれてありがとうございました。**

こんにちは，カオルです。この前はお忙しいところ，相談にのってくださってありがとうございます。

利用者さんの訪問に行ってきました。やっぱり怒っている様子だったし，とっても気まずかったです。でも少しお話して，多少，空気が和んだ時に，カスタネットを取り出したんです。

最初「は？」って顔をされて，微妙な空気が流れました。そこで「私，学生の時に音楽サークルでカスタネットのパートだったんです。今でも時々，何だかイライラしたとき，それが外に向きそうになったときにも，カスタネットを叩くんです。そうすると，何だか心が落ち着くんですよね」と，あえて自分のことを話してみたんです。

そうしたら利用者さん，じっと黙って聞いてくれて，「ちょっと叩いてみてよ」って言ってくれました。

「かちかちかちかち」「かちかちかちかち」「かちかちかちかち」と，私のカスタネットが部屋に鳴り響きました。一通り叩き終わって，また沈黙。そこで「〇〇さんも，ギター，弾くんですよね」と水を向けてみたら，ちょっと表情が曇ってしまい「しまった！」と思いました。が，「いや，弾きたいんだよ，弾いてると，落ち着くからさ」と。「じゃあ弾いてみては……」と言いかけたところ，利用者さんがおもむろに立ち上がって，奥の部屋からギターを取り出してきました。利用者さんが手にしていたそのギターには1本しか弦が張られていませんでした。

「弦が切れちゃってから触ってないんだよね。買いに行こうにも，外出るのが怖いし……。でも，昔からギターを弾いていると，俺もイライラが収まるんだ」というので，「じゃあ一緒に買いに行きましょう。私，〇〇さんのギター，聞きたいです」と伝えました。

それで次回の訪問の時，弦，一緒に買いに行くことになりました！

メンタルヘルス・ファーストエイド

　読者の皆様，いかがでしたか？　頻回な電話を「仕事が増えた」「こっちの都合が邪魔された」から，「相手の状況をおもんぱかる」「相手と一緒にできる（感じられる）ことを探す」に転換しようという話でした。さて，この相談に話題になったことの1つに「メンタルヘルス・ファーストエイド（こころの応急処置）」があります。この言葉は耳慣れない方もいると思いますので，簡単に解説します。

　メンタルヘルス・ファーストエイド（こころの応急処置）というのは，こころの面でケアが必要になったときに，まず行うべきことを整理したものです。覚えやすくするために表1のように頭文字をとって「り・は・あ・さ・る」と覚えておけば，いざという時でも思い出せることでしょう。

　相談の中に登場したことでは，「『死ぬ』と言われたら」が該当します。ここでは，行動の具体的な準備をしているかどうかなどの観点でリスクを評価して，そのことへの判断や批判を加えずに話を聞いています。そして，相手と自分の関係性に応じた言葉や態度で相手に安心を与えつつサポートを進めます。相談の中で出た例では，「今，マンションの屋上にいるんですね」から「他の人にも一緒にかかわってもらうのでもいいですか」や，「結構，後悔が残ると思うんですよ」というあたりです。その人ができることを探してもらうことをした，というあたりが関係しています。

　この，メンタルヘルス・ファーストエイドは自殺予防に関することに限定されたことではありません。メンタルヘルス（心の健康）の問題を抱える人に対して，専門家による支援の前に提供する支援のことをいいます。

　つまり，以下のような場面や目的で思い出すと，かかわりのヒントになります[1]。

- 自傷・他害の恐れのある人の生命を守ること
- メンタルヘルスの問題がさらに悪化するのを防ぐ支援をすること
- 健全なメンタルヘルスの回復を促進すること
- 精神疾患を患う人が安心できるようにすること

　つまり，入院直後（環境の変化による病状悪化の可能性が十分ある）や，

回復期への移行期など，精神看護にかかわる場面の多くで必要な技術なのです。

このメンタルヘルス・ファーストエイドは，内閣府の自殺予防ゲートキーパープログラムや，東日本大震災の被災者支援にも活用されており，精神科以外の一般診療医や保健師，一般市民に普及しつつあります。これは，日本で自殺率が低下傾向にあることに貢献しているかもしれません。

ぜひ，この本の読者の皆さんも，市町村や保健所で行っているゲートキーパー研修を受けるなどして，このメンタルヘルス・ファーストエイドが適切にできるように準備をしてください。ちなみに私は，この方法ができるかどうかは，AEDによる心肺蘇生を覚えておくのと同じくらい重要な，人の生命を救う大切な研修だと考えています！（安保寛明）

表1　ファーストエイドの5原則「りはあさる」

(1) リスク評価（り）
(2) 判断・批判せず話を聞く（は）
(3) 安心と情報を与える（あ）
(4) サポートを得るように勧める（さ）
(5) セルフヘルプ（る）

引用・参考文献
1）ベティー・キッチナー，アンソニー・ジョーム，メンタルヘルスファーストエイドジャパン訳：専門家に相談する前のメンタルヘルス・ファーストエイド 心の応急処置マニュアル．創元社，2012.

罪悪感を与えないかかわりの大切さ

　精神障害をもつ人への精神看護の核心は何かと聞かれたら，1つは隣人や仲間として相手を尊重することで人間関係に対する信頼を回復すること，もう1つは恥や罪悪感を軽減して人生に再挑戦する意欲を高め，精神的成熟をもたらすことだと思います。コラム①でメンタルヘルス・ファーストエイドを紹介しましたが，そこで「判断・批判をしない」が登場しました。この件はよく質問を受けるので，実際に私が学生に伝えているエリクソンの発達段階説との関係で説明しようと思います。

　エリクソンは，人の精神性が生涯にわたって発達していくことを主張しています。ちなみに生涯にわたって発達していくというのは，もしもある時期の発達課題でうまくいかなくても，その後の人生で十分に再獲得可能であるという見方をもつことにつながります。だから，精神障害をもつことになった人も，発達課題に未成熟な点を抱えた人も，大人になってからでも十分に精神的充実や成熟を遂げることができると考えることができます。

　さて，そのエリクソンの発達段階説では，学童期に入るまでの乳幼児期の発達課題を，（1）基本的信頼VS不信，（2）自律性VS恥・疑惑，（3）自主性VS罪悪感，と述べています（ちなみに学童期で，勤勉性VS劣等感，青年期で，アイデンティティ形成VS拡散と述べています）。このエリクソンの考えを尊重すると，不信感，恥と疑惑，罪悪感の3種類は，子どもが社会的にあるいは知的に発展を遂げる学童期以前に闘うことになる，心理的負担が大きい課題であるといえます。なぜなら，乳幼児期は記憶が言語などで記号化されないために感覚的に記憶されやすく，たとえばウンチを漏らしたときの恥ずかしい感じとか，おやつを勝手に食べて怒られた罪悪感などの記憶は，感覚的な記憶，つまり心理的な意味での痛みを伴うからです。

　ですから，大人になってからも，この3種類の感覚は心理的な負担が大きいと考えたほうがよいです。一般的な人間関係でも，嘘や裏切りによる不信，マナー違反や差別による辱め，相手に罪悪感を押しつける責任転嫁

などは，言語化しにくい不快感をもたらし人間関係を壊しやすいものです。それと同様に，訪問看護のような援助関係においても不信，恥，疑惑，罪悪感を相手がもたずに済むようにかかわるほうが，長期の関係を築きやすくなります。つまり，「判断，批判をしない」というのは，援助職という立場を使って相手に一面的な見方を押しつけない（あなたは患者だからわかっていない，という恥を与えるメッセージを避ける），という意味で用いています（このことはシチュエーション④⑤⑥の隠れたテーマになっていきます）。

　このようなかかわりの工夫は，人間関係に関する熟達が必要で，ただ単に契約だから，お互いさまだから，というような杓子定規な考え方ではうまくいきません。何を恥と感じ，何を誇りに思うかは，その人が生きてきた文化的背景に大きく影響されます。だから，「うまくいかなくてもあたりまえ」と思って，相談の中で藤田さんが言っていたような，相手と一緒に共有できる"何か"を見つけられることが大切です！

　おまけのようで大事なことを最後に。エリクソンは，乳児期の発達課題を「基本的信頼と不信」による希望の獲得と述べています。私は，精神障害をもつ人たちのほとんどは乳児期の発達課題はクリアして希望を獲得し，その人の胸の中に内在していると考えています。だから，リカバリー概念の中核は「希望」なのだと私は理解し，実践に活かしています（安保寛明）。

引用・参考文献
1) Erik H Erikson : Identity and the Life Cycle, 1994.

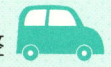

母と子の狭間に立って
－お互いの自立を促す訪問看護って

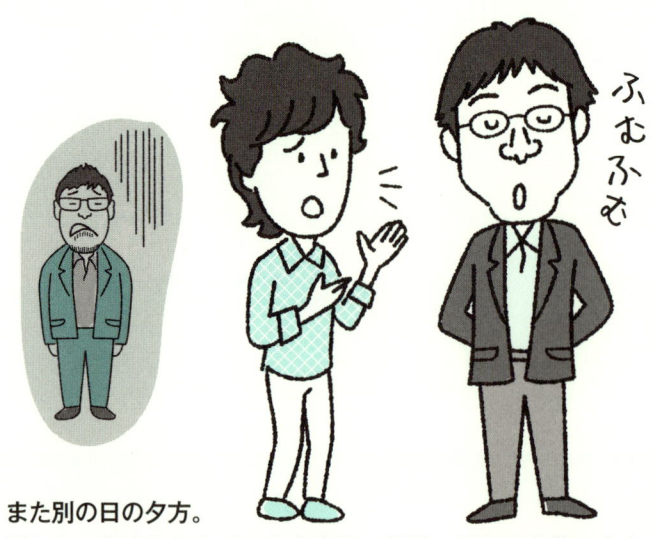

また別の日の夕方。
浮かない顔をしたケイコさんを街で偶然に見かけた藤田さん。悩み事があることを察し、「みんないるから、相談しなよ」と事務所に誘う。

あらケイコさん、こんにちは。近くで訪問だったの？

いいえ……、ちょっと悩み事をしていたら、自然にこっちのほうに足が向いて。

すごく暗い顔しているから、声をかけたんだよ。

確かに暗い顔してるわね。ほら、ケーキあるから食べなさい。

戻りましたー。

おかえりなさい。

 お邪魔してます。あ、安保さん、スーツだ。

今日、大学で講義を頼まれててね。

スーツ姿，似合いますね。

 僕も似合うよ，スーツ。

 安保さんのスーツ姿，久しぶり。学生のころを思い出すなー。

 僕も似合うよ，スーツ。

なつかしいね。この前まで学生だったのが，もう立派な訪問看護師だ。

 僕も似合うよ，スーツ。

 僕も似合うよ，スーツ。

……立派な訪問看護師になりたいんですけどね。利用者さんとご家族との橋渡しになれるような……。

 ン，何かあったぽいね。

 困ってるんですって，利用者さんとご家族の関係でね。

 そうなんです。にっちもさっちもいかなくなって。どう解決していったものやら。

 スルーかい！？　僕だってスーツ似合うんだから！

 ごめん，ごめん（笑）。でも藤田さんガタイがよすぎて，スーツを着るとピッチピチになるんだよね。

 まあまあ，いじけないの。藤田さんも似合うわよ。でもケイコがまた相談に来てくれたんだから，お話を聞きましょうね。

 わかってくれればいいんだ。で，ケイコさん，どんな困り事？

母親と同居している40代の男性への訪問看護。退院してすぐの頃はすっかり調子を取り戻した息子の帰宅を喜んでいた母親だが，日がな一日家にいて何もしない息子に対して徐々に不満をもつようになってきた。母親からはステーションに「息子が何もしないでひきこもっている」「働く気がないのかしら」「ちょっとキツく言うと，すっごい怖い目で睨むのよ。(入院前のように)暴れられでもしたら……」と頻繁に連絡がくる。利用者である息子の訪問時に「あの母親と一緒にいたら，また悪くなってしまいそうだ」「自分だって今の状況を何とかしたいと思っている」「看護師さんから(自分に愚痴を言わないように)伝えてくれないか。そうしないと爆発しそうだ」と訴えている。双方で「これは息子／母親に言わないでくれ」と話している。利用者の「爆発しそうだ」という言葉に思わず「虐待」の心配がよぎる。ただ，どこから手をつけてよいか見当もつかないのが現状だ。

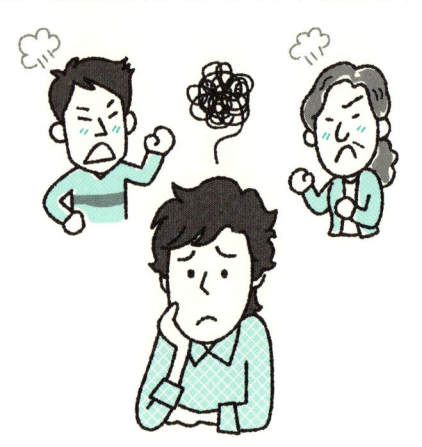

利用者とその母親の間に立って

▶藤田　利用者さん本人と母親の両方の味方になるっていうのは，難しいよね。

▶安保　うん，それは難しいですね。

▶藤田　特に訪問看護の指示書が本人だけの場合，本人の味方になってしまって，本人と一緒に「母親憎し」のような構図になってしまう。だから，本人と母親に2人以上で訪問に入るのがいいだろうね。

▶ケイコ　あぁ，私，1人で何とか利用者さんと母親の間を取り持とうとして，知らずしらずのうちに，余計に2人の間を険悪にさせてしまっていたかもしれません。

▶安保　「あなたはどっちの味方なんだ！」みたいに？

▶ケイコ　まさにそんな感じです。

▶安保　息子さんのほうは，よく話をする人なの？

▶ケイコ　どちらかというと，無口な方です。外出も滅多にしません。

▶藤田　何かしたいことや将来の希望とかは話す？

▶ケイコ　うーん……。どうもそういった話は母親の前ではしたくないみたいで。一度，母親が外出している時に訪問をしたことがあって，その時にはチラっと，ほんのチラっとだけ，将来のことを話してくれました。「この先，不安だ」っていう話が中心でしたが。

▶安保　そうなんだ。ということは「親に侵入されずに自由になりたい」というエネルギーがあると考えられるね。そうだとしたら，一緒に外に出かけてみて，安心できる場所で話を聞くっていうのは1つの方法だよね。たとえば外で一緒にランチなんかしながら，それとなく，「この先，不安だって言ってましたけど，それってどんな不安なんですか」「そういえば，○○さんの興味とか関心事とか，聞いたことなかったですね」とか，何気ない雑談の中から聞いてみるとかね。おそらくだけど，今の段階の利用者であれば，「働けるなら，働きたい」というように「なら」という条件が付くと思うの。そこをどうやってほぐしていけるかが，鍵になるかな。

　訪問の時には，お母さんは，たいていそばにいるの？

▶ケイコ　そうなんです。実はそこも困っていて。

　「○○さん，調子はどうですか？」って聞いても，本人が話し出す前に「もう，全然ダメ！　ずっとごろごろしてばかりで，気分転換に外出しなさいって言っても，なんだかんだ理由をつけて1日中部屋にいるのよ」って，本人の言葉を遮っちゃう。あんまりそういったことが多いので，「お母さん，私は○○さんの訪問看護に来ているので，○○さんから話を聞きたいのですが……」と言ってしまって，なんだか気まずくなってしまうことがありました。

▶横山　母親が息子と一体化しているのね。ある意味，"熱心"なんです

ね。

▶ケイコ　とはいえ，気が付いたらお母さんのペースに巻き込まれて，訪問の間中ずっと利用者さんの悪口を聞かされることも。

▶藤田　その間，利用者さんは？

▶ケイコ　基本，黙っていますが，時々，小さく反論したり，睨んだり……。

一緒にやれることを見つける

▶安保　難しい状況だね。さて，どうするか。

▶藤田　さっき安保さんが言ってくれたように，基本は，どちらかを家の外に連れ出すっていうのが最初の一歩だと思うな。

▶ケイコ　うーん，本人を外に連れていくとして，どこに行ったらいいんでしょうか？　本人は特に，どこかに行ってみたいとかはないみたいで……。

▶藤田　ケイコさんの行きたいところにいくのがいいんじゃない？

▶ケイコ　へ？　私の行きたいところ？

▶藤田　そう，ケイコさんの行きたいところ。僕が同じような状況にあるケースに訪問をしていた時には，利用者さんに頼み込んで，自分が昔から憧れているケーキ屋さんに一緒に付いて来てもらったの。

▶ケイコ　はあ……。

▶藤田　利用者さんにぜひ，付き合ってほしいと。ちょうど利用者さんがコーヒーが好きだっていうこともあって，一緒に行くことになった。で，憧れのケーキの前で僕は超満足。利用者さんもコーヒーが飲めて満足。それで十分。特に話はいいかなって思うぐらい（笑）。

　でも，この利用者さん，その外出で普段は話してくれないことを話してくれたんだよ。「ひきこもっている時には，自分が地下2階にいる感じなんです……」って。僕は「へー」って聞いている。そうするうちに，この利用者さんの抱えるモノの全体像が見えてきた。やっぱり「場所を変える」って効果があるなと実感したな。

▶横山　一緒に何かをすること，たとえばおいしいものを一緒に食べるっていうことで，一気に距離が縮まって，親しい雰囲気が生まれるって

いうことがありますね。

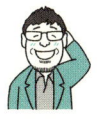

> まあ，僕がその憧れのケーキが食べたかったん
> だけなんだけどね。

▶ケイコ　私にはちょっとハードル高いなぁ。

▶藤田　どうしてよ。

▶ケイコ　だって……。なかなかできないですよ。「自分がケーキを食べたいから」って利用者さんを外に連れ出すのなんて。……利用者さんと母親，別の部屋で対応するっていうのはダメなんでしょうか？

▶安保　ダメってわけじゃないけど，外に出るのは物理的なことよりも，「お互いの存在を意識しないでいられる」という意味が大きいんだよね。

▶ケイコ　ああ，確かに。この利用者さんも，同じ部屋にお母さんがいなくても，お母さんのたてる物音でハッと緊張しているのがわかりますからね。

　このケースではそうならないように気を配っているのですが，実際に，親子間で暴力が発生してしまっているケースにはどう対応したらいいんでしょうか。

▶藤田　残念ながら，なくはないケースだよね。僕も父親からのSOSがきて，駆けつけてみたら父親が子どもから殴られていて血を流していたことがあったな。すでに警察を呼んでいて，「被害届を出すかどうか」という段階なんだけど，結局，被害届は出さなかった。

▶横山　あってはいけないことだけど，そうした暴力も子どもにとっての「何とかしてほしい」というSOSなのだっていう捉え方も大事ですよね。家の中にいたのでは，どうしても親にそのストレスのはけ口が向かわざるをえない。とても不幸なことだけど。

　余談だけど，そんな状態に陥っても，親は，「子どもへの対応がまずくてそうなった……」「高EEの親だから……」「もともと過保護に育てたのが間違い……」などと批判をされたりすることがよくあります。そう言いつつも，本人が入院して，退院するとなると，そのまままた親の元に戻ってしまう。これは同じことのくり返しになりますよ。私だったら，本人と親が別々に，お互いが自立して暮らせるようにすることも選択肢

として考えますね。

▶藤田　ただ入院期間が短いので，コーディネートが間に合わないという事情もある。

▶横山　確かに，そこから訪問が入って調整しても，難しい。

▶安保　少なくとも数回の訪問ではね。やはり物理的に心理的にも空間が狭いと，お互いの領域を侵食しあって衝突が起こりやすいもの。だから，冒頭から話が出ているように，心理的にも物理的にも距離が取れるようにするというのが，基本的な介入方法の1つなんでしょうね。それで，やはり母親への介入が個別に必要ということであれば，手厚い支援が必要なケースなので，複数訪問できるように訪問看護指示書を明確にしてもらう。ある程度，両親の年齢が若ければ，心理的なサポートを使った介入も可能だと思います。ただ，80代，90代の親御さんだと……老いにともなう限界が大きくて，少し心理的なサポートは厳しいかもね。

▶ケイコ　ムムム……。そこまでにならないうちに，効果的な支援を行う必要がありますね。

▶安保　1つは，本人と母親の距離をとること，これが原則。それに加えて，両者が自分自身を大事にできるような支援を，できれば即時的に行う。特に母親には，「息子さんの気になるのはわからなくないですが，まず自分を大事にすることからですよ」という働きかけをする。

▶ケイコ　よくひきこもり支援なんかでも「両親が自分自身の時間をもつ」ことの大切さがいわれますよね，これはどういう意味があるんですか？

▶安保　親からの規範意識の提示が減るので，本人が自由に選択できるようになる，と言うように私は考えています。たとえば「働かなきゃいけない」というプレッシャーがある場合，なかなか実際に仕事に就くことができません。（主に両親からの）プレッシャーがない状況で「自分もそろそろ働こうかな～」と思うことができれば，比較的，就労につながることが多いものです。

利用者の気持ちの背後にあるもの

▶安保　で，この話の最初に「働けるなら，働きたい」の「なら」という条件付けが鍵だってことを言ったよね？

▶ケイコ　はい。

▶安保　この「なら」という条件付けに含まれている心理って，どんなものだと思う？

▶ケイコ　うーん，「でも，自分はダメかもしれない，仕事に就けないかも知れない」という不安だったり恐れ，ですかね。

▶安保　そうなんですよ。より正確に言えば，失敗そのものへの恐れではなくて，失敗したときに向けられる誰かからの視線や評価が嫌だから，一歩踏み出せない。多くの場合，近親者からの視線や評価だよね。この恐れから，とまどいが出てくる。

▶横山　親は往々にして子どもに多くの関心を向けますよね。その関心がプレッシャーになる。親があえてその関心を子ども以外に向けることができたら……。

▶ケイコ　「失敗してもいいか〜。両親は自分たち自身のことに関心が向いているみたいだし，何も言われないだろう」って前向きになれますね。

▶安保　そう。心理的な足かせが少なくなるんです。

▶横山　親のほうでも一緒ですよね。自分の関心が子どもにしかいかないっていうのは，親自身のストレスにもなります。年がら年中，ずっと子どもを目で追っていなければならないというのは，けっこうつらいものですよ。心が休まることがない。そうした「子どもへの関心」というものから，適度に他の「世界」へと関心を拓いてくれるのが，やはり同じ境遇にある家族との繋がりなのだと思います。同じ境遇でもいろいろな価値観があることがわかって，「自分も自分の人生を楽しんでもいいんだ」と，心に余裕が生まれます。

▶藤田　他者（子ども）に向いている関心を自分自身に向けられるようなかかわりですね。

▶安保　ですから，このケースの場合もそうですが，「親が子どもの面倒を見ないといけないんだ」という考えを極力減らしていくというのが，基本パターンだと思います。

> だからまず，親にとっての自由な時間を作る。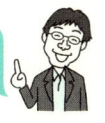

▶ケイコ　基本的な方向性はわかりました。で，最初に「利用者さん本人と母親に2人以上で訪問に入る」という方法を教えてもらいましたが，そのときに気を付けることってありますか。

▶藤田　気を付けたいのは，支援者同士が双方の代理人となって，敵対してしまうこと。

▶ケイコ　ああ，それはあり得る……。

▶安保　理想をいえば，もう1人訪問に入ったほうがいい。相撲でいえば行司にあたる人ね。ただマンパワーの問題でそれほどの人数がかけられないんであれば……。

▶ケイコ　たぶん，うちのステーションだと無理かも。

▶安保　そうであれば，基本的な態度を崩さないこと。つまり，本人と母親のうち，「どちらが正しいか」というようなジャッジメントをしないこと。親は息子の目につく問題を看護師に話して，看護師はそれを真に受けるし，本人も本人で親の嫌なところを話す。ここで「どちらが正しい」をジャッジメントすることに意味はないんです。「あっそうですね，へぇー。ふーん」という程度に聞いていればいい。「本人はどうなりたいのか」「何を大事にしているのか」に集中する。ここではケアの論理としての“公正さ”からは離れる。

▶藤田　看護師は親から「うちの娘は暴れまくって家のなかがめちゃくちゃよ」と言われると「確かに暴れるのはまずい」と思って，その娘の行動を正したくなる。母親に肩入れする。そんな態度で娘に接すると，娘は娘で「追い込んだのはお母さんでしょ！　そのせいで私は爆発したんじゃない」となる。こうなってしまっては最悪。

▶横山　何が正しいか正しくないかではなくて，「これから何をどうしたいのか」と，未来に向けて考えていく，と。

▶藤田　普通に考えて，「何が正しいか正しくないか」を掘り下げても何も生まれない。対立の構図が明確になるだけ。

▶横山　「私がこうなったのは，小さい頃に親から暴力を受けたせいよ」って言われても，親にはその覚えはない。こういった認知のズレは往々にして発生するので，それを検証・訂正したところで何にもなりません。現在地点から先の未来のことを考える。ここが重要です。

「間違った応援団」にならないように

▶ケイコ　ジャッジメントしないか……。うぅ……ん。話を聞くぶんには「できそうかも」と思うけど，実際は難しいだろうなっていうのが本音です。「こんなたいへんなんだ!」って聞いちゃうとな……。

▶藤田　聞くこと自体は問題ないよ。双方に不満は溜まっているはずだから，それをいったん吐き出させるのって重要だからさ。それに，母親や子どもがいま，つらい思いをしているのは事実だから。思いそれ自体を受け止めるっていう視点が必要。そこで，「そうか，子どもが（あるいは母親が）悪いんだね」っていうような，間違った応援団になったらいけないという話。往々にして看護師は根ほり葉ほり過去を掘り返して，「そんなこと聞かなくても……」というところまで聞いて，問題を「発掘」してしまいますからね。

▶ケイコ　思い当たらないでもないです。

▶横山　どう?　やっぱり，本人のほうに味方しちゃう感じ?

▶ケイコ　……というか，病棟勤務のときにはご家族との接点が少なかったもので，どうしても患者さんのほうに軸足をおいてモノを考えてしまう癖がついてしまったように思います。

▶安保　それはね，ある程度，仕方ないかなって思っている。

　ちなみに家族への対応のほうが，実際のところテクニックが必要なんです。子ども役割のほうが，病者役割の経験があって，弱者である自分という感覚がある。しかもその役割の何割かは，家族がいなくなると解放されるという感覚がある。だからむしろ本人対応のほうがリカバリーを意識しやすくてシンプル。一方でご家族の場合，たとえば職場でひそかに愚痴るということがその人の中でのストレスコーピングになっているとか，あるいは，明文化されていない形で実は，「（子どもの）面倒みる自分」というものに意味をもたせているという場合がある。そうした「自分」って，実はばつが悪いものだったりするので，言語化できずに抑えている場合がある。その段階で「家族は家族のリカバリーがある」って伝えても，聞こえていないふりをするか，「何を言っているんだ」と反発することがあります。

　ではどうするか。ねぎらいから入るか，（たとえば）リスク喚起からは

いるかは，状況次第です。「いままでたいへんでしたね」っていうところから解きほぐしていって，「そんなあなたもリカバリーできます」ってかかわるほうが響く人もいるし，多少クールに，「あと10年このパターンは続けられないですよね」というように，現実的な解決を提案するほうが響く場合もある。

▶ケイコ　そうなんですね（……コレは難しいぞ）。

▶藤田　難しいなって顔したね，いま（笑）。

　　じゃあ，少し具体的な話をすると，複数でかかわっていける場合，「母親のお気に入り」，要するに「母ちゃん担当」みたいな人がいるといいよ。僕がいま訪問で入っているケースでは，僕が「母ちゃん担当」なのね。訪問の時には「なんだかんだいって母ちゃん（とは言いませんが）がこの家にいないと，物事が回っていきませんからね〜！」と伝えています。

▶安保　そういう方法もよくあるね。

▶藤田　「母ちゃん毎日がんばっているもんね〜！」ってさ。これも案外テクニックが必要なんだけどね。そのおかげか，「私，あんたが来ることが楽しみでね。ほんと，あんたと話していると心地いいんだよ」って言われる（笑）。すごい機嫌がよくなって，子どもにつらくあたることがだいぶ減っているな，最近。

　　この母親，7日間くらいかけて海外旅行に行きたいっていうのね。で，アスペルガー症候群があってひきこもりの息子が訪問の対象だったんのだけど，とにかく食事が心配。息子1人で買いものにいけないからね。それで母親と一緒に7日間分の朝昼夜のメニューの献立を作って買い出しにいったのね。この経験を踏まえて，次は宅配を使ってみようと。で，宅配は使えるけど，受け取りをどうするか，というところまで，話は進んでいったの。

▶横山　母親が充実感を感じていれば，必然的に母親のストレスは減る。そうすれば利用者さん本人のストレスも減る。家の中の状況がストレスフルではなくなる。そうすると，少し落ち着いて，先々のことを検討できるようになるって。

▶藤田　ケイコさん，できそう？

▶ケイコ　むーう……。

▶安保　要するに，課題解決の考えが優先にくると，「あ〜そうなんです

ね」ってうまく聞き流すことがでいなくて，まともに聞いてしまう。そうするとジャッジメントしながらアセスメントしようとしてしまう。これはかえってきついです。だから藤田さんが話してくれたケースでは，「子どもにつらくあたる」っていう問題に対する解決をめざすのではなくて，母親に対する心理的な休息を優先したということ。それに，もし母親が現在の境遇について「起こってしまったことはしょうがない」と思っているとしたら，その「しょうがない」って思いに付き合っていくためには，問題解決志向はフィットしない。

▶ケイコ　そうか！　だから，ほめたり，ねぎらったり，心地よくなってもらうことを優先させたのですね。

▶安保　そう。でも，言葉にこだわりすぎなくってもいいんだよ。私なんかは，よく訪問のときに，毎回違うお菓子をもっていった。「ふんふん」と話を聞きながら，「あ，そうそう，今日はこんなお菓子をもってきましたよ」って渡したりしているよ。

▶藤田　ケイコさん，女性だから，息子的な役割をとるのはちょっとハードルがあるかもだけど，お菓子とかならできるんじゃない？　それにしても，訪問看護師はいろいろな「仕込み」をするね。買い物してても"これ，あの人に見せたらどうなるかな"なんて思いますね。あとさ，シンプルに「お母さん，肩凝ってないですか。マッサージしますよ」という方法も考えられる。

▶安保　身体への働きかけもいいよね。文字通りインナー（内側）に関心が向く。つまり自分に関心が向くってこと。「自分自身に関心を向けましょう」と，言葉で言われるよりも，ずっと響くと思う。

▶ケイコ　あ！　ウチにいます。そういうことが得意なスタッフが！作業療法士で居馬さんというんですが。

▶藤田　いいじゃない！　次の訪問で一緒にいってもらいなよ！

▶ケイコ　所長に頼んで，同行してもらいます！　今日はありがとうございました。

From:Keiko-Nurse<keiko-nurses-houmon@gmail.com>
Date:Thursday, December 20, 2018 20:06
To:'Houmokangostation'<houmonkangostationsaitamama@gmail.com>
Subject:**びっくり！**

ケイコです。相談に伺った次の訪問で，作業療法士の居馬さんと同行しました。事前に「今後の訪問，マッサージが得意なスタッフが同行します」と伝えていたのですが，お母さん，訪問早々，いつもと変わらず息子さんの愚痴をこぼしていましたし，息子さんも別の部屋でじっとしていました。

母親は居馬さんに任せて，私は息子さんといつものように会話をしていたんですが，ふと隣室に聞き耳を立てると，声が聞こえません。「あれ，気まずい沈黙が流れているのかな？　居馬さん，対人関係の取り方，独特だし」と思って，恐る恐る襖を開けてみると，なんと母親はマッサージを受けながらぐっすり眠ってしまっていました。

「昨日も夜遅くまで言い合っていたから，疲れていたんだな，おふくろ」そう息子さんはそうつぶやきました。「……こんなこと，いつまでも続けてられないよな」とも。「こんなこと」って何ですか，と私が尋ねると，息子さんは黙ってしまいました。

結局，母親は訪問時間いっぱい，眠りつづけました。やがてはっと目覚めると，「あんまりに気持ちいいんで，寝ちゃったわよ」と少しバツが悪そうに息子に視線を送りました。「コレ（息子さんのこと）はこんなことしてくれないし」と，また雰囲気が悪くなりかけましたが，愚痴はそこまで。「居馬さん，次も来てくれる？」と優しい笑顔を見せてくれました。「次はマッサージのコツを教えてよ。友だちにいつも『腰が痛い，痛い』ってうるさい人がいるから，私，マッサージしてあげるの」

きっとまだまだこの母子は喧嘩をするのだと思います。でも，この日，私たちの支援のスタート地点に立った，そんな実感がありました。ありがとうございました。

家族全体を視野に入れた支援を

　精神障がい者家族といわれたときにイメージするのは，当事者の親ではないでしょうか。支援者はこれまで，家族支援の対象は親を中心に考えてきました。しかし，精神障がい者家族には，親，きょうだい，配偶者，子どもなどさまざまな家族が含まれているのです。

　コラム②（p.050）では，それぞれの立場から，家族としての体験，そして訪問支援にかかわる支援者へのメッセージを書いていただきました。家族としての体験は，立場の違いによって異なりますが，困難を抱えながらも，当事者を大切に思う気持ちは，一様に伝わってきます。

　日本は，諸外国に比べて家族と同居する精神障がい者が多いのが特徴です。全国精神保健福祉連合会（みんなねっと）が行った2017年の家族会調査[1]では，75.6%の家族が当事者と同居し，家族が服薬管理などの日常のケアを行っていました。K6日本語版を用いた，精神的な健康状態に関する調査では，どの立場の家族でも，その6割が精神的健康状態の悪い傾向が見られました。不十分な地域サービスのなかで，さまざまな立場の家族が，自分自身の生活や人生を犠牲にしながらケアを行い，身体的・精神的・経済的な負担から，疲弊している実態が明らかになりました。

　この調査において回答者の平均年齢は，69.3歳。当事者の平均年齢は45.3歳で，病気になってからの期間が20年を超えていました。当事者の病名は統合失調症が8割で，その多くが家のなかで過ごしており，就労している人は少なく（8.6%），デイケアや通所施設を利用していない人が4割も存在していました。つまり，家のほかには居場所をもたない，ひきこもりにある当事者が大変多いのです。

　そのようななかで起きがちな問題の1つが，家庭のなかで起きる暴力です。この問題は，これまでタブー視されて語られずにきましたが，家庭内にかかわる訪問看護者には，ぜひ知っておいてほしいことです。家族会の調査[2]によれば，統合失調症患者の6割で家族への身体的暴力があり，発病後20年経過した後でも，過去1年間に25%の親が身体的な暴力を受けていたという現状がありました。しかし，この暴力は他人にはほとんど

向かわず，約半数が父母に，3割が妹，1/4が配偶者でした。暴力の体験は，家族はもちろんですが，当事者も心の傷（PTSD）となります。しかし，この暴力は，孤立する家庭のなかで起きやすいことから，当事者のつらさの訴えであり，SOSでもあると考えられています。当事者にとっては，行き詰った現状を打開し，生きのびるための手段ともいえるのです。この問題の背景にあるのは，早期の危機介入の不足です。地域の社会サービス，特に訪問診療や訪問看護などのアウトリーチのサービスが不可欠です。このような問題を抱える家族にとって，訪問看護は重要な支援だと考えます。

　孤立した家族は，これまで，信頼できる支援者に出会っていません。自分の家族だけで問題を解決しようと努力してきました。密室となった家庭に外からの風が必要なことはわかっていても，この現状を刺激するのが怖いのです。発病時の状況や，症状が悪化した体験が呼び起こされるのです。

　支援者は家族と出会った際には，長い間，なんとかがんばってきた家族の苦労を労ってください。問題に注目して，家族に対する評価や批判をせずに，じっくりと家族の思いを聞いてください。家族には話したいことがたくさんあります。家族が十分に心の内を語ることで，はじめて自分の状況を客観的に考える余裕が生まれます。支援者がめざすのは，まずは家族が元気をとり戻すこと，家族のリカバリー支援なのです。

　また，家族支援において大切な視点は，家族まるごとの支援です。家族の成員にどのような立場の家族がいるのかを知ってください。親だけでなく，きょうだい，配偶者，子どもなど，家族全体を視野に入れた支援をお願いしたいと思います。それぞれの家族には，それぞれの困難があります。家族が孤立し，当事者を家族だけで抱え込まないように，発病早期からの支援が重要です。

　また，そのような家族の孤立を救うのは，同じ家族でもあります。家族自身のピアサポートである，家族会に参加することで，同じ立場の家族に

出会い，苦労を共感されることで，自分だけでなかったと救われます。また，家族会のなかで，モデルとなる回復した家族の姿を見出し，自分もああなりたいと思います。そして，失っていた力を再びとり戻していきます。ぜひ，支援者のみなさんにも家族会の存在や意義を知っていただき，ご家族に，地域の家族会を知らせてほしいと思います。

　家族は長い間，「援助者としての家族」として，当事者を支える役割を担ってきました。現在ようやく，「生活者としての家族」という見方がされるようになりました。家族は，最近では，「支援されるべき存在としての家族」というとらえ方にとどまらず，「家族のリカバリー支援」や「専門家のパートナーとしての家族」というとらえ方をされるようになりました。支援の目標は，当事者と家族のリカバリーです。家族に対しては，当事者の病状に左右されない家族自身の「リカバリー」をめざす支援をお願いしたいと思います（横山恵子）。

引用・参考文献
1) 精神障がい者の自立した地域生活を推進し家族が安心して生活できるようになるための効果的な家族支援等のあり方に関する調査研究：全国精神保健福祉会連合会, 2018.
2) 蔭山正子編著：精神障がい者の家族への暴力というSOS　家族・支援のためのガイドブック. 明石書店, 2016.

親・きょうだい・配偶者・子ども，それぞれの立場から

【親の立場から】

　19年ほど前に統合失調症を発症した長女は，症状の再燃を2回経験し，一時は病気の世界から抜け出せないような時期もありましたが，本人が希望する結婚・出産を目標にした生活の組み立てに挑戦していくことから回復に向かいました。当初，母親である私は，病気の症状から混乱して泣き叫ぶ姿を何度も目のあたりにしたためか，娘の結婚など非現実的な夢物語としか思えませんでした。しかし，「リカバリー」という考え方を知り，結果を求めるのではなく，そこに向かって生きていくプロセスが大切なのだと気づくことができ，失敗を恐れて娘の生き方をコントロールするのではなく，人として生きていく娘を応援しようと考えられるようになりました。それは，地域家族会に参加して自身の体験や心情を安心して語り，多くの体験や考え方を知ることなどから，内なる偏見への気づきがあったからだと考えます。

　精神疾患の症状は奇異で，不可解です。ある年齢まで何事もなく成長してきたわが子が目の前で豹変する体験は，たとえられないほど衝撃的で，愛情深い親ほど過保護・過干渉に陥り，あるいは，その反動で批判的・否定的な感情をもってしまうのは当然のことです。さらに，医療につなげても不安は軽減されず，強い偏見から将来の展望がもてないまま時間が経過するなかで，必死に子どもを支える日々が続きます。このような状況のなかで，親は我が子の人生の責任のすべては自分にあると思い込み，本人の生きる力を信じることができなくなり，この親の思いが本人のリカバリーを邪魔することに気づくことも難しくなります。

　なぜなら，多くの精神科医療機関では統合失調症は回復できない前提で治療をし，家族にわずかな情報しか与えず，退院後は家族が引きとるべきという考え方で進められますし，地域ではどこに相談に行けばよいのかわかりにくく，話しは聞いてもらえても，何もしてもらえずに終わることが少なくないのです。このように家族は地域への信頼を失う体験をします。

　本人を支援するスタッフにとって，かかわりが難しいと感じる親には，

このような背景や日々の積み重ねがあります。この状況を理解し，ていねいに話しを聴き，時間をかけて「支援者への安心・信頼」を育むことが，親が本人を理解し受けとめるためには必要です。そのためにも，家族専門のスタッフが必要だと思います（岡田久実子）。

- 全国精神保健福祉会連合会（みんなねっと）　https://seishinhoken.jp/
- さいたま市もくせい家族会　mokusei-kai.com/family

【きょうだいの立場から】

　姉に統合失調症の症状が出たとき，私は思春期でした。自宅にはじめて訪問看護が入る日，私は親から「部屋にいるように」と言われました。その初回の訪問で，「将来は施設を検討しないか」と言われ，母親は泣いていました。それがきっかけで，わが家は支援者を招くことを避けるようになりました。幼いとはいえ，きょうだいである私は，会話に参加することすら否定され，私だけ必要のない存在だと認識されているように思えました。きょうだいとして家族に必要とされたいというあたり前の気持ちを思春期に奪われてしまったのです。それからは，姉のためのきょうだいを演じ始めました。3：1で孤立する家庭内の構図から抜け出そうとしたのです。きょうだいが自己主張をするときに弊害となるのは，わが家のような「親の優しさ」や「見栄・建前」です。「この子には迷惑をかけないように」「この子にはまだわからない」という親なりの優しさが，きょうだいを家庭から切り離してしまうこともあります。きょうだいは『いい子』にならなければ，家庭に居場所をもてなくなってしまうのです。

　統合失調症は思春期での発症が多いですが，そのころのきょうだいも，自身の進路や将来に不安を抱えています。かつての私のように，本当の夢を捨てないでほしいと思います。地域でかかわる支援者の方々には，きょうだいの「本当の気持ち」に耳を傾け，親に伝えることに協力してくれた

　としたら，家庭内役割の縛りから抜け出せるかもしれません。

　大人になると，支援者に，「弟さんが引きとることや経済的な援助をすることはできるか」と言われました。これはおそらく，当事者を思っての言葉でしょう。しかし，親に代わって，きょうだいの人生も当事者ために捧げてくれというのでしょうか。きょうだいにも将来があり，自分の家庭があります。当然のようにきょうだいに介護役割を期待しないでください。きょうだいが自分の人生を生きられるようになるには，支援者の家族への理解が必要です。そして，状況を受け入れていくには，家族として同じ立場の仲間と語り合えるピアサポートの場が必要なのです（仲田海人）。

• 精神疾患をかかえる人のきょうだいのための東京兄弟姉妹の会
  tokyokyoudaisimai.com/

【配偶者の立場から】

　私は双極性障害の妻と，小学生の娘と生活しています。はじめて訪問型支援の利用申請をしたころは，私自身が妻の症状に巻き込まれてしまい，精神科クリニックに通院しているような状況でした。1人で抱えるのは限界と感じ，相談支援事業所を通じて訪問看護の導入をお願いしました。契約の前日，妻は他人が家に入ることが心配で不安定になりました。「訪問看護なんかいらない！」と言い，「絶対に必要」と主張する私と口論になりました。契約当日，家に来た看護師は物腰の柔らかい優しそうな方でした。妻は安心したのか，すんなりと契約できました。面談の際，看護師は，「困っていることはありませんか？」と妻に聞きます。妻は「昨晩，夫とケンカをしたことです」と答えました。看護師は私に対し「ケンカは駄目ですよ」と「指導」しました。訪問看護は妻のために入るので，看護師が妻の味方になるのは当然のことかもしれません。その半面，家族の気持ちはおき去りにされてしまいます。当時，抗不安薬や睡眠薬の力を借りて何とか生活をしていた私は，翌日からひどい腹痛を起こし，急性胃腸炎と診断さ

れてしまいました。

　家族には家族の相談先が必要です。しかし，仕事に追われ子育てもしている配偶者には，相談に行く時間もありません。相談支援事業所とは，何も連絡をとらないまま気づけば3年が経過していました。子どもが小学校にあがるタイミングで妻の子育てへの負担が増え，精神症状が不安定になりました。市役所に居宅介護（現状月5時間）を増やせないか相談に行きましたが，「同居家族がいる場合，増やせません」「ご主人がお手伝いされてはいかがですか」ととり合ってもらえませんでした。あらためて相談支援事業所と連絡をとりながらサービス利用計画の見直しを進めていますが，時間ばかりが経過しています。妻はライフステージの変化で症状が変動しやすいので，悪化する前からの予防的な相談が必要だと感じています（前田 直）。

• 精神に障害がある人の配偶者・パートナーの支援を考える会　https://seishinpartner.amebaownd.com/

【子どもの立場から】

　私の母は，僕が中学2年生のころにうつ病とパニック障害を発症しました。明るく元気な母でしたが，このころから徐々に笑顔が減っていきました。原因もわからず，誰のせいかもわからない。「もしかしたら自分のせいかも？」と悩みながらも，泣くことが多くなった母に寄り添い続けてきました。もともと他人が家に来ることを嫌う母だったこともあり，訪問看護などの社会資源を使う選択肢はなく，誰にも相談せず家族の中だけで対処していました。母に寄り添い続けることが役割だと思いながらも，逃げ出したい気持ちや誰かに相談したい気持ちを抱いていました。母のことを全力で支えようと思えた時期，母のことを考えたくもない時期を経て，いまでは適度な距離感を保てています。私もそうでしたが，家族のことを優先すべきか，自分の人生を優先すべきか決めきれない子どもの立場の方も

多くいます。学齢期であれば，学校に行くことや友だちと遊ぶ時間が大切
ですが，それよりも家族の心配が強ければ，家族を優先してしまいがちで
す。そして，家族ががんばればがんばるほど，孤立し疲弊してしまうよう
にも思えます。「あのときに第三者がかかわってくれていたら」と後になっ
て思うことは多々あります。たとえば，「お母さんは病状も落ち着いてい
る，心配しなくていい」と言ってくれる人がいたら，どれだけ安心できた
でしょうか。「お母さんは○○について悩んでいる」と教えてくれたら，余
計な心配をしないで済んだはずです。家族の複雑な気持ちにも目を向けて
くれる支援者が必要です（坂本 拓）。

• 精神疾患の親をもつ子どもの会こどもぴあ
  https://kodomoftf.amebaownd.com/

引用・参考文献
1）横山恵子，藏山正子編：精神障がいのある親に育てられた子どもの語り　困難の理解とリカバ
リーへの支援. 明石書房, 2018.

服薬確認，とても躊躇する
ータオルの投入の見極めについて

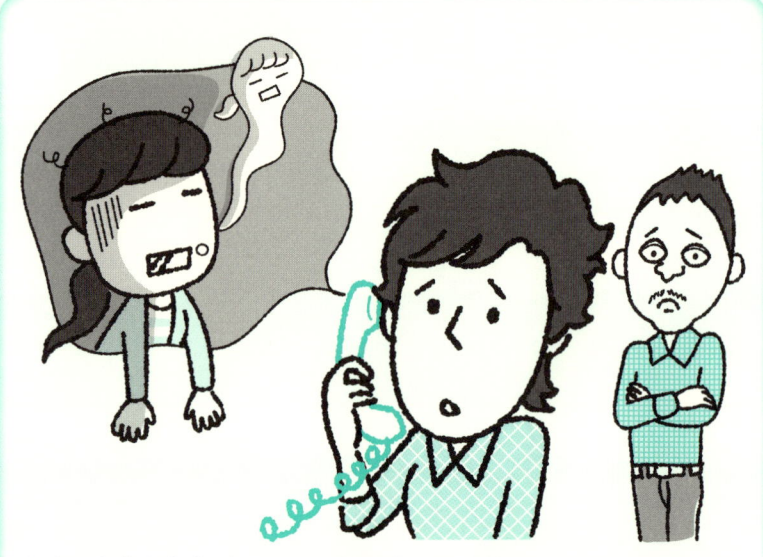

カオルさんからケイコさんへ利用者の服薬状況に関する相談に関して入電。

ケイコさん，そろそろ打ち合わせだよ〜。

 すみません。カオルさん，ちょっとまた後でね，切るよ。

むぅ——————————————————。

 唸らないでよ，じゃあね。

なんか込み入った話？

 服薬状況の確認についてです。薬を自分で調整している利用者さんがいるらしくて。

カオルさんは何て言ってるの？

「精神科訪問看護はその人の生活スタイルが尊重されるべきだっていうのはわかるんだけど，薬を飲まないで調子が悪くなって，再入院なんてことになったら，生活スタイルも何もないじゃない」って。カオルさん，思わず利用者さんに「薬を飲まないと，また入院することになりますよ」って言っちゃったらしいんです。

あぁ……。

でも所長，私もカオルさんのジレンマはわからないでもないんです。管理的なかかわりは避けようと思って，服薬の確認も慎重にやっていますけど，逆に不自然になっちゃうんですよね。この前も，利用者さんに「ケイコさん，ちゃんと私が薬を飲んでいるか知りたいんでしょ」って言われて……。「バレてたか」と思いました。

服薬の確認は精神科訪問看護の主要な役割の1つではあるからね。そうだ，これから今日，ほかの事業所から人が集まるって話したよね。藤田さんや安保さんも来るから，相談してみれば？

いいんですか。じゃあちょっとカオルさんに電話してみます。……もしもしカオルさん，さっきの話なんだけど……。今日ウチに藤田さんたちが来るから，相談してみる？

むぅむぅ。……むひ？

そうよ。安保さんも来るのよ。

むひ？

大丈夫。迷惑じゃないって。ちゃんと冷静になってから来てね。

相談内容

カオルさんから寄せられた相談は,「服薬の確認」。カオルさんは薬を自分で勝手に調節されてしまう利用者に対して,つい「薬飲まないと,また入院することになりませんよ」という言葉が出てしまった。カオルさん自身は,これまでの地域ケアの経験から,地域生活を送る利用者が,「管理されている」と思うようなかかわりは極力しないことの大切さを学んできた。自分に置き換えて考えてもいちいち「薬をちゃんと飲んでいる」を確認されるのは,腑に落ちない。しかし,看護師としては内心で「ちゃんと薬を飲んでいるか……本当は1つ1つ確認したい」という思いがある。利用者との信頼関係を損ねないような,服薬の確認の方法はないものだろうか?

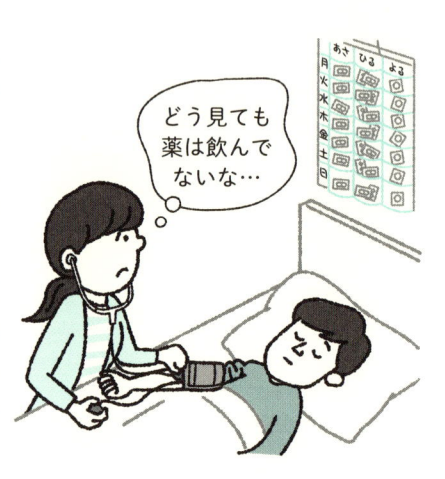

どう見ても薬は飲んでないな…

服薬をしていない利用者さん

▶カオル　すみません,また押しかけちゃって。

▶藤田　おおまかな内容は聞いたよ。利用者さんが薬を自分で調整しているのを訪問中に発見することって,よくあるからね。僕が何度か体験したのは,「ちゃんと飲んでますよ」とは言っているんだけど,明らかに残数があっていないというもの。こうしたことはけっこうありますね。

▶川本　飲んでいなくはないんだよね。でも適当に自分の判断で飲んでいると。

▶ケイコ　私もよく経験します。私もカオルみたいに「ちゃんと飲まないと調子が悪くなってしまうよな……。入院になっちゃうかも」ってジ

レンマを感じます。

▶藤田　それって具体的にどんなジレンマ？

▶ケイコ　訪問看護って，その人の生活の中にお伺いするものだから，管理的にならないで，その人の生活のスタイルを尊重しなければいけないって，よく聞くので……。言いたい，でもそれを言ったら相手の生活や主体性を尊重していることにならないんじゃないかって。

▶藤田　そうかぁ〜。確かにそんなジレンマが生まれてしまうかもね。

▶川本　病院で働いていたら，患者さんがきちんと薬を飲んでくれるっていうのが普通だからね。訪問看護だと，そんな確かに風に考えてしまうところはあるよね。

▶片山　病院だと，「飲んでいるのがあたりまえ」っていう感覚があるからね。でも僕らだって風邪ひいて病院から薬をもらったとしても，症状がつらい最初のうちは飲むけど，よくなってきたら「もういいか」って飲まなくなったりするよね。「次にとっておこう」みたいな。

▶ケイコ　そうなんですよね。自分はきちんと服薬していないのに，利用者さんに求めるっていうのも……，かなりジレンマ。

▶片山　僕の場合，そういう状況に出くわしたら，とりあえずは（「飲みたくない」といって言っているのであれば），その理由をゆっくり聞くようにしている。スタッフのみんなにもそう伝えているね。それで，利用者さんとカオルさんは「薬を飲んでいない状況」っていうのを話し合っているのかな？

▶カオル　利用者さん，私が「薬，飲んでないな」って思っていることに，薄々感づいているみたいですが，お互いそのことについてはまだ話題にしていない，というか，できていないんです。

▶川本　まだ訪問して浅い？

▶カオル　3回目ですね。

▶片山　そっかぁ。難しいところだよね，まだ関係が浅い利用者さんだと，薬を見せてくれない人もいるからね。まずは仲良くなること，関係づくりが必要じゃないかな。それで薬のこと，飲めていない状況が共有できたら，その理由をメモにして，受診の時に主治医に伝えるように言ってみるというのも1つの手だね。

▶カオル　なるほど。関係を構築したうえで，その理由をコトバにして

残すと。藤田さんだったらどうしますか？

▶藤田　さっき言った「飲んでるよ〜」と言っていた利用者さんの場合はね，とりあえず薬を確認したりチェックしたりすることをいっさいやめた。それで「まずこの人と仲良くなろう」と思った。片山さんが言ってくれた通りなんだけど，まず関係がないと，薬の話はできないと思うの。だから薬以外のいろいろな話題を通じて，だんだんと距離を縮めていったんだよ。そんな風に関係をつくっていくことで「ところで，薬の数が合ってないんだけどさ」という話題ができやすくなっていった。そのことを自然に話題にできるようになると，本人なりの理由——たとえば眠くなって仕事ができないとか，手が震えて日常に支障があるとか——の理由を教えてくれるようになったんだよね。

▶川本　そうなったら看護の明確な道筋が見えてくるよね。

▶藤田　そうなんです。

▶カオル　そうかぁ。私の場合，どうしても気持ちのうえでそこまで待てなくて，「いま目の前にあるこの困った状況をなんとかしなきゃ」って思ってしまいがちなんですよね。それに，「(このまま服薬をしなくて)悪くなってからでは遅い」って不安もありますし。

▶藤田　それはわかるよ。でも，しっかりとした精神症状の査定ができるようになれば，どこまで（薬を飲まないことを）許容できるか，という判断はつくようになるはずだよ。それとね，現実的には（もちろん人によりますけど）しばらく服薬していなくても平気な人もいるんだし。

▶カオル　うーん。「1日2日飲まなくたって平気」っていうのは聞いたことはありますが……。

▶ケイコ　どうしても不安がぬぐえないという。

▶カオル　そこ，そこなの。経験が足りてないといえば，それまでなんですが。

「秘密」OK！

▶カオル　その利用者さんには退院前にあっているんです。いま思い出しましたけど，最初の顔合わせの時，病棟の看護師さんから「地域に出たらまず薬ですからね」って念を押されていてですね，そのときの利用

者さんの顔，ちょっと暗かったかな。

▶安保　そうなんだ。ちょっと異なった観点から考えてみようか。まず利用者さん本人の「情報の出し入れ」に関する権利について。このケースについていえば「自分が薬についてどう思っているか」というのを秘密にするっていうのは，利用者さん自身の「情報の出し入れ」という意味では「このこと（飲まない理由）は秘密にしておきたい。外に出さないでおきたい」と思っていることだよね。この権利は保障しなければならない。ここが医療者が地域で働く時には特に気をつけなければないこと。平たく言えば，ケアの対象者がそうした秘密をもつことに対して「OK」だと思えるかが支援のポイントになる。

▶カオル　秘密，OK，ですか。

▶安保　そう。

▶藤田　でもさ，そこで「OK」って思わずに，ぐいぐい暴いていきがちだよね。僕も若い時にはやってしまったことがある。それで利用者さんとの関係を悪くしてしまった……。

▶安保　それはそれは……。で，秘密にしたいという観点とは別に，医療（者）への"チャレンジ"という意味合いも考慮しないといけない。薬の服薬を「医療者が自分に課すルール」のように利用者が考えてしまうことで「主体性がもててない」という感覚になってしまって「医療者と自分の立場を均等にしたい」という思いが沸いてくる。そうすると医療者との関係性に対して"チャレンジ"したいという気持ちになるのは想像できる。

▶ケイコ　それが「服薬しない」という態度として現れる，と。

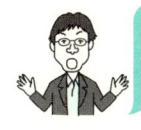 だから関係性への"チャレンジ"という事態に対しては，関係性という観点からケアを組み立てる必要があります。

　もちろんその"チャレンジ"がどこに向かっているのかは，よくよくみていかなければいけないよ。医療チーム全体に対してかもしれないし，主治医かもしれない，あるいは他の対象かもね。

▶藤田　おもしろい観点だね。"チャレンジ"か。そうすると，医療者が

言ってしまいがちな「そうやって薬を飲まないとまた入院になりますよ」っていう迎え方は、"チャレンジ"に対する医療者の"チャレンジ返し"なんだ。これではマウントの取り合いになってしまうね。行くつくところは、まさに管理的なかかわりだ。

▶ケイコ　秘密にしていることを尊重しながら、「薬を飲んでいない」ということを"チャレンジ"としてとらえて関係性のレベルでケアを組み立てていく……。いけそうですね！

▶カオル　いけるのケイコさん！？　私、想像して唸っちゃったよ……。

▶安保　たしかにちょっとレベルは高いけど、頭の片隅に置いておくのも悪くない観点だよ。

▶カオル　それはわかっているんですが……。

▶片山　カオルさん、自分がその利用者さんの担当になっているからには、「この人に飲ませるのは私しかいない」って、ちょっと思っている？

▶カオル　あぁ……。

▶安保　利用者さんとの関係がこじれるのも避けたいけど、同時に他のスタッフからの批判が怖いとか。「あなたが飲ませないから、こんなことになった」と言われることが、つらいとか。

▶カオル　それは……ちょっとはあります。

▶藤田　どうしてもそこはあるよね。組織として働いている以上、そういった意識にはなる。ちょうどケイコさんとその上司の川本さんがいるから意見をもらおうよ。

▶川本　利用者さんが薬を拒否して状態が悪くなると同僚のスタッフや上司から怒られたり、仕事ができないと思われたりするのではないかという気持ちは、自分の経験からも理解できます。

　それとは別に利用者さんに地域での生活を続けてほしいという気持ちもよくわかる。

> でも、そこで利用者さんとの信頼関係を崩してまでも管理（強制）してしまった場合、今後その利用者さんは誰からのサポートも拒んでしまう可能性があり、それがいちばん利用者さんにとっての不利益なのではないかな。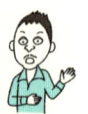

そのことを捉えてまわりのスタッフに報告・連絡をしてくれれば，他のスタッフも同様な経験をしているのできっと理解してもらえるよ。

▶藤田　いい管理者だね，川本さん！

「セカンド」のように

▶藤田　いずれにしてもカオルさんは，利用者さんの主体性を発揮するのをどうサポートできるかっていうことに思い至っているんだね。それってとっても重要な感覚で，往々にしてその感覚って忘れがち。だから，そのジレンマはそのまま抱えていてほしいな。そうしないと，主体性を奪うような管理的なかかわりが前面に出て，結果的に利用者さんが割を食うことになる。

　これは言おうかどうか迷っていたんだけど，ある利用者さんがいてね，その人，ずっと自分の意に反して，ずっとデポ剤（持効性注射剤）を使っていたのね。医者は「この人にとって必要だから」と説明もそこそこに，本人は嫌がっているのに，「ぶちゅ」っと注射していた。本人も「これはあかん」と思ったのか，通院先を変えたんだけど，その病院は外来にしか精神科はない。とりあえず診てもらったんだけど，「今日1日分の薬は出すけれど，元の主治医のもとに通ってください」と言われてしまった。そうやって元の，自分が望まない病院に戻らざるを得なくなってしまった。

▶安保　つらいよね。

▶藤田　僕もソーシャルワーカーを通じて元の主治医に「この利用者さんは『薬を飲まない』といっているわけじゃない。あのデポ剤が嫌だと言っているんです」と伝えても結局は「あの薬じゃないと患者さん，入院になってしまうんだよ」と言われてね，さあ困った。利用者さんは僕たちの訪問を楽しみにしているけれど，訪問看護の指示書はその病院からきている……。訪問を継続するためには，元の病院とつながっていなければならない……。なんだか包囲網が敷かれていたような気分だった。

▶ケイコ　結局どうなったんですか？

▶藤田　幸いなことに理解のある医師のもとを訪れて，そこから指示書を受ける形で訪問を継続している。

▶ケイコ　よかった！　……ですよね。

▶藤田　よかったよ。その医者がさ，利用者さんの話をよく聞いてくれるの。かといって本人が求めるままに，というわけでもない。医者としてのアイデンティティも保っている。まさに今日，話したような関係性に重きを置いているね。

▶安保　素晴らしい。

▶藤田　まだ全然，状態はよくないんだけどね。それでも不思議と生活はうまくいっている。

　でね，カオルさんに1つだけ言っておきたいんだけど，訪問看護で利用者さんに服薬について言及することが，全部が全部よくないかといえば，ちょっと違う。その人が自分自身で主体的に治療を選び取れるようにすること。そのための支援はどのような形かを考えて行けば，自ずとカオルさんの気持ちは軽くなるかもしれないなって思ったんだけど。

▶安保　そうだね。服薬の自己管理に対する援助という観点からいえば，そこに言及するというのは十分あり得る。それに事実の提示と「脅し」は違う。つまり，薬を飲まない人は症状が再燃して入院するリスクが高くなるということは，相手がある程度その事実を受け入れられそうなら，言ってもいいと思います。場合によってはそうした事実を判断材料に意思決定する人もいるわけですから。

▶カオル　事実の提示と「脅し」は違う……か。

▶藤田　事実の提示が必要な場面はかならずある。

▶安保　それを踏まえていえば，服薬の自己管理に対する援助は，ボクシングのセコンドみたいなイメージだと思うんだよね。

▶カオル　ン？　ン？

▶安保　ボクシングの試合でラウンドが終わってコーナーに戻ってくるよね。セコンドはこの時，ボクサーの状況に応じた判断をするんだ。「けっこうボコボコにやられたな。次のラウンド，大丈夫か……」っていうセコンドのささやきに対してボクサーは「まだいけます」と言っている。セコンドには判断のために専門性が求められる。これは非常に悩ましい。

▶カオル　あ！　薬を飲まないと言っている利用者さんがボクサーで，セコンドが看護師ってことだ。

▶安保　そうそう。ここで問題。完全にそのボクサーがふらふらなのに，

「さあ次のラウンドだ！　KOされるまで戦え！」っていうのは，どう？

▶カオル　無責任。

▶安保　だよね。じゃあ，そのボクサーが次のラウンドも戦えそうな様子なのにそれを無視してポイってタオルを投げちゃったら？

▶カオル　ボクサーは「え？　ちょっと待てよ！　早い早い」ってなる。これも無責任。

▶安保　そうだよね。セコンドはそばでボクサーの状態を冷静に観察しながら，時に声をかけて，場合によってはタオルを投げる・投げないという判断している。

▶藤田　そうそう。もしセコンドがそのボクサーのことをあまり知らないで，普段からコミュニケーションをとっていなかったとしたら，タオルを投げるぎりぎりの判断はできないはず。

　いまの安保さんのエピソードで1つ思い出した。ある研修でさ，参加者2人ペアになってもらって，1人が後ろに倒れるのを1人が支えるということをやっているのね。1回目はペアになって間もないうちにそれをやる。これは倒れるほうも，支えるほうも怖いよ。だから，ちょっと後ろに傾いただけでさっと支えにいく。

　2回目はペアがよく話し合ってからやる。倒れる側は「私，怖いからこのくらいになったら支えて」という人もいれば「自分は体重が軽いから，ちゃんと支えてもらえれば，このくらいまで倒れられるよ」という人もいる。こうしたコミュニケーションを経てもう一度これをやってみると，安心して体を預けられるし，支えられる。

▶片山　その倒れる角度は千差万別ってことだよね。「どこまでいけるかを十分にコミュニケーションをとる」っていうのは，ボクシングのセコンドでも，藤田さんがいった「後ろに倒れる─支える」でも，看護師と（服薬しない）利用者さんでも一緒だ。

▶カオル　そうか。私の不安って，結局，その利用者さんの生活に関して，「服薬していない」ということ以外によく知らないところからくるのかも。

▶藤田　そうかもね。その人が生活の中で何に幸せを見出しているのか，それがわかるとカオルさんの焦りも少なくなってくるかもしれない。

▶カオル　ふむふむ。何だかできることがたくさんありそうです。

From:'kaorutabata'<kaoruhou-monkango@gmail.com>
Date:Thursday,January 20, 2019 20:06
To:'Houmokangostation'<houmonkangostationsaitamama@gmail.com>
Subject:**思い切って伝えてみました**

カオルです。相談した利用者さんのもとに出発する前に，ほかのスタッフに呼び止められました。「カオルさん，今日も気合入ってるね！」。この前，話を聞かせてもらったことを参考に，セコンドになりきって首に巻いた真っ赤なタオルを見て，そう言ったのでしょう。「まずは形から」と答えたら，ポカンとされました。さて，訪問。お薬カレンダーをチラ見。うん，１つも飲んでいない。よしよし（何がよしよしかわかりませんが）。一通りのチェックを終えてから，一呼吸おいて，思い切って「やっぱり，薬は，イヤですか」と聞いてみました。利用者さん「うーん……」と考えて込んでしばらく天井を見つめて，「病院ではずっと『飲め飲め』っていわれて，何も疑問なく飲んできてけどさ」。「うんうん」。「まがりなりにもいまこうやって１人で生活ができていると，これ，本当に必要なのかなって思えてきてね。それに薬を飲まないと，解放された気がするんだ」。「解放？」。「おれはもう精神病やら精神病院から解放されたんだって，そんな気になる」。「でも薬を飲まないと（あ，いけない！）」。「それは入院中に何百回と言われてきたから，知っている。おれこれまで何度入院してきたと思っているんだよ（笑）」。「ハハハ，そうですよね……」。「入院は，おれ，もうイヤだ。かといって薬もイヤだな。でも，いざというとき，本当にこのままじゃダメになるっていうとき，そんなときには飲むよ」。ここだ！　「そんなとき，私タオル投げます！　ぶっちゃけていえば，薬は毎日飲んでほしいけど，〇〇さんがそう言うのなら，尊重します。でも『いざというとき』にタオルを投げる役割だけは私に任せてください」。それからお互い，「どんな状態になったら〇〇さんのコントロールが効かなくなるか。その時には私が何をすべきか，『作戦』」を練ることになりました。他ならぬこの利用者さんのための「作戦」なのに，ほかの誰かについての話題のような，不思議な感覚でした。利用者さんもそんな感覚をもったようです。今後，薬を飲まない状態が続きます。心配はぬぐえません。でも私の役割が明確になったことで，前向きな気持ちが生まれています。

リカバリー過程と精神症状の査定

　いかがでしたか？　今回の相談では服薬には「病気の改善を期待する行為」以外に「病者役割の象徴」「医療者との従属的な関係」が関連する可能性があるので，症状の有無だけでなくリカバリー（回復）への意欲や医療者との関係性を適切にアセスメントしよう，ということが話題になっています。病者役割を緩和するのは，医療者の専門性をもちつつ市民感覚も持ち合わせる人の存在であるはずです。そうすると私たちは専門家として，リカバリーへの意欲や過程，精神健康度の2点をアセスメントできる必要がありますね。

　本文中ではボクサーの例にしましたが，人生には時々，リスクを伴う挑戦の時があるかもしれません。

　最近の研究で，パーソナルリカバリーの過程では周囲の人と認識が異なる時期があるらしいことがわかってきました。つまり本人は「元気になった」と考えているが，周囲の人は「調子が悪くなった」という時期があり得るというわけです。Retta らの研究によると，特に患者さんが一歩を踏み出そうとした時期に見方の違いが起きるんだそうです。ですから，具合が悪くなったと見てしまいがちな行動が表れても，少し時間をかけて待つことが望ましいといえそうです。

　精神状態をアセスメントする方法はいくつかありますので，私の場合の例を紹介します。

　全般的な精神状態のアセスメントに私がよく使う方法は，WHOが用いている精神健康度の調査項目の5つです。睡眠や活力などの質問を否定形ではなく肯定形で聞いて，過去2週間のうちどれくらいいい状態の日があったと感じているかを聞くものです。WHOの精神健康状態票のいいところは，「悪いことはなかったか」ではなく「いいと感じる日がどれくらいあったか」という視点です。たとえば「眠れていないんじゃないですか？」

とは聞かず，「ぐっすりと眠れた日はここ2週間でどれくらいありましたか？」と聞いています。悪い情報を言いにくくて，つい「大丈夫」といいそうな人でも，こういった標準化された方法を用いれば事実関係に近いことを教えてくれます。また，充実，安心，明朗など，精神的充足に関係する感覚も多様にあるので，どんな時に心の元気を感じるのかを聞いておくといいと思います。精神訪問看護の大事なところは，「悪いことがないか」から「人生は充実していると感じるか」への転換だと思います。

なお，よく幻聴や妄想の存在を気にする方がいますが，存在自体よりもその強さや影響に注目したほうがいいです。たとえば，私の知っている人で「転べ」という声が後ろから聞こえてくるという方がいました。この方の場合，この声がかすかなときはまったく気にならずに普段の暮らしができるのですが，眠れない日の翌日には声が大きくなるのだそうで，つい後ろを振り返ってしまうのだそうです。また，誰かと話している時に大きな声で「転べ」と聞こえると，話を聞き逃すことがあるので，「人の話を集中して聞く必要があって疲れる」のだそうです。このように，精神症状と呼ぶものは，その症状だけを観察してもあまり意味がなく，そのことがその人の暮らしと心の元気にどう影響しているかを理解する必要があります。このことをチームで共有する場合には，これらは"症状"というより"精神機能"の範囲で記述する必要があります。集中の持続が難しい場面がある（意識の集中），後ろを振り返ってしまう自分に悲しくなる（情動），といった具合です。精神機能はこのほかに，認知，知覚などいくつかの分類をすることができ，血圧のように変動するものです。

最後に，うつ病の経験のある方に特にいえることなのですが，疲労感や痛みや倦怠感などの主観的感覚と精神健康度にはかなり関係があります。そのため，感覚を言葉にできる，あるいは感覚を表現できる援助が必要です。本書では居馬さんが書いてくれている，身体の感覚を通じた働きかけ（p.199～）が参考になると思います（安保寛明）。

利用者の"秘密"に焦点をあてるのではなく

"秘密"にしておきたいことを,認めることは大切なことだと思います。
私たちは利用者さんが"秘密"にしていることがあった事実を知ると,利用者さんに"秘密"にされていたという負の感情や焦る気持ちが湧いてきて,それを問いただしてしまう。そんな時は自分が深呼吸をして,利用者さんの気持ちを考えてみること,想像してみるといいのかもしれません。"秘密"は決して悪いことだけではありません。それは利用者さんが自分を守るためかもしれないし,支援者の手を煩わせないようにしていることかもしれません。

当事者とかかわるときには,「無条件の肯定的な関心」をもつことが大切だと思います。否定的な感情にならずに,まずは当事者の"秘密"も受け入れることで見えてくるものがあると思います。"秘密"を問題としてとらえるのではなく,その人の強みや,ストレングスを感じることができるような対話を進めて,その"秘密"に関する話題になった時に少しずつ聞いてみるのがいいでしょう。

自分たち支援者にも"秘密"にしていることがありませんか。「どうして秘密にしているのだろう」と自分に問いかけることで,当事者が"秘密"にしている気持ちを少し感じることができるかもしれません。その話題には触れられたくない,そっとしておいてほしい,知られると怒られる,注意されるからといった気持ちがあるのではないでしょうか。

「薬を飲んでいない」ことを"秘密"にしていることと,たとえば「お金が少ないのに大きな買い物をした」ことを"秘密"にしているときでは,私たち支援者の受けとり方は変わると思います。「薬は飲まないといけない,飲んでもらわないと困る」といった私たちの思いが,それを「見守ってみる」という気持ちを邪魔しているのかもしれません。訪問看護の場面で,利用者さんが内服していない"秘密"を自分のなかだけにとどめておくのが難しい時は,チームで共有し,「見守ろう」と思う気持ちを伝え,チームに理解してもらうことも大切だと思います。そうすることで自分も安心してケアを行うことができます。

しかし，その"秘密"に対してすぐに対応しないといけない場合もあるかもしれません。そのような時にも，管理的にならず利用者さんの思いを尊重しながら対応すべきだと思います。私たちは利用者さんのためと思い込み，支援者と「してしなくてはならない」との思いを一方的に押しつけてしまうことがあります。対応を早くしないといけない時にも，可能な限り話をよく聞くことが基本であることには変わりありません。"秘密"にしていたことだけに焦点をあてて話をしていくのではなく，いつもの会話のなかで，その"秘密"によって生じる悪影響に利用者さん自らが気づき，考えられるように支援していくことがよいと思います。

　そして，"秘密"を暴きたてるようなことは避けるべきです。誰にでも"秘密"をもつ権利があることを忘れてはいけません。無理に暴くようなことをすれば，その人は暴きたてられた"秘密"以上のことを暴かれた気持ちになり，信頼関係は崩れてしまいます。また，さらに"秘密"をもってしまう可能性もあります。支援者が，「あなたのことを思って，心配しているからだ」と話しても，それはなかなか通じないでしょう。"秘密"は大切でデリケートなものなのです。

　"秘密"にすることを「善悪」でとらえるのではなく，"秘密"にしている内容が当事者のリカバリーや，日常生活に対して緊急性があるのか，ないのか，重要性の高い要因であるのか，さほど重要ではない要因であるのかを的確に判断することが必要です。そのうえで支援者の価値判断のみを重視せず，利用者さんとともに考えていくことが大切でしょう（片山尚貴）。

シチュエーション④　性的関心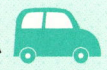

性的なメッセージを受け取ってしまったら
－モヤっとしたままの訪問はつらい

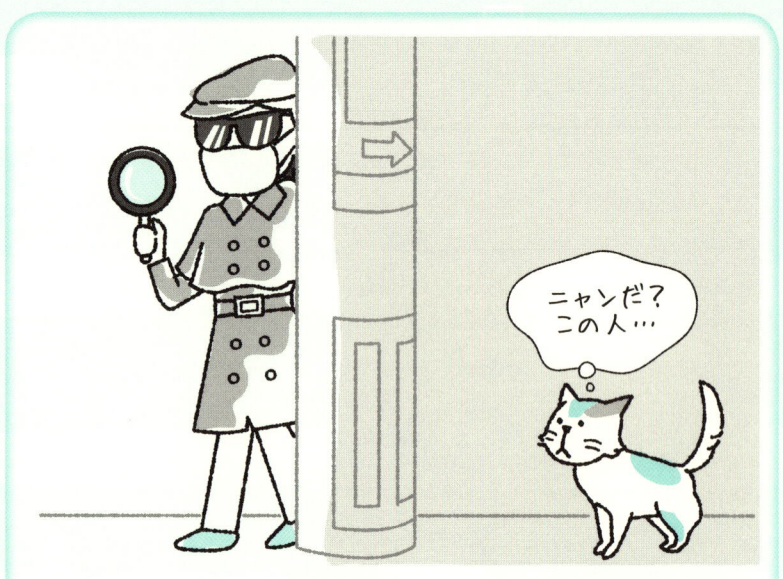

訪問看護ステーション2階の会議室。この日，事例検討会の開催の打ち合わせで来所していた生山さんが，不審な人影を発見する。

……怪しいわね。

トレンチコートにサングラス，ハンチング……。こんなベタに怪しい人，いまどき珍しいですね。

それにマスクもしてるし。

よく見ると虫眼鏡も持ってるね。なんだかキャラクター作りが迷走している感じがする。

……というかケイコさんよね。

そうですね，どう見ても。

あ，ほんとだ，ケイコさんだ。

あ，見てください，藤田さんが帰ってきました。あ，ケイコさん逃げた！　藤田さんが追っかけている！

早く逃げてケイコさん！

なんでですか。

ああ，2人とも行っちゃった……。

ようやく捕まえた……。ケイコさん……駅まで逃げるんだもん。

……だって藤田さん，追っかけてくるから。

ケイコさん，変な格好してずっと電柱の所で隠れていたでしょう。

ハッ！

（……バレてないと思ってたんだ）。

何か相談しに来たんでしょ？　会議中だったから待ってたの？　というかサングラス外したら？　あとマスクも。

相談はあるんですけど，安保さんとか藤田さんがいない時にと思って……。

安保さん，僕ら嫌われちゃったんだよ……もうダメだ。ちょっと横になってくる。

男性には相談できないということは，つまりそういった内容なんだね。僕らがいたら話しづらかったら，席を外すよ。

いえ，いてください，男性の意見も聞きたいです。

40代中盤の男性の利用者さんへの訪問。部屋のいたるところに（いつも，ページを開いて）成人向け雑誌が置いてあったり，女性のヌードのポスターが貼ってある。話す話題もとかく男女関係のことが多い。あからさまに自分に向けた性的な言動はないが，「仄めかし」は頻繁にある。最近の訪問では「ケイコさんは付き合っている男性はいるのか」と聞かれた。「週に何回くらい合うのか」「夜，寝てるとケイコさんの顔を思い出す」「おれはこのまま誰ともそんな関係になれないで死んでいくのかな」とも。所長からは担当を変えてもよいと言われているが，まだ明確な返事はしていない。病棟時代の先輩看護師に相談したこともあるが，「若い男性なんだから，多少はね。私，ぜんぜん，気にしない」と言われ，そんなものかと思いつつも，だんだんとこの利用者さんへの訪問が気の重いものになってきているのも事実。いまは，この男性への訪問が怖いのか，つらいのか，悲しいのか，腹立たしいのか，感情がぐちゃぐちゃになってきている。

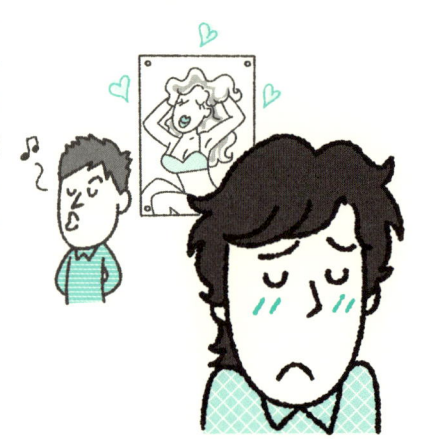

性的な表現に接して

▶ケイコ　さっき隠れてしまってごめんなさい。何だかこうした話題って，男性は話しづらいんじゃないかと思って。

▶藤田　性の問題は，確かにそうだね。一般的に女性と男性では性に関する話は考え方や感じ方が違ってくるしね。しかもその違いって，社会的な要素もかなり影響しているから。

▶横山　男女それぞれに違い（特性）はある。これは事実としてあります。ただ，その点に関して男性は女性への配慮の意識が薄いということも一般的に言われているけど，女性にしてもその点に関して男性への配慮が十分かといえば，そうじゃない。

▶藤田　それに「あなたは男だから女の気持ちがわからないのよ」って言われてしまうと，何も言いようがないものね。

▶横山　言われたことありますね，さては。

▶藤田　……。なぜわかる……。

▶安保　そのことはさておき，つまりステレオタイプ（片方からの見方だけ）で考えてはいけないということだと思います。横山所長が言った男女の違いや特性というものを了解したうえで，チームとしての問題として検討したほうがいいと思うな。

▶藤田　そういえば，樹里ぽがそんな経験しているね。エロ本が開いていたんでしょ。

▶荻野　急に何の話ですか？　セクハラですよ。

▶藤田　ポスターだっけ？

▶荻野　ポスターでもないですよ。というか，何言っているんですか突然？

▶藤田　ごめんごめん。ちょっと樹里ぽの経験をケイコに話してくれるかな？

▶荻野　……ちょっと言いにくいんですけど，ある方の訪問に行ったら，あの……男女の接合している部分のみが拡大している……絵か写真かわからないけど，開いておいてあってですね……。その日の訪問の1回だけですけど。

▶藤田　隠し忘れちゃったのかな。

▶荻野　だと思うんですけどね。その日，いちばん最後の訪問だったんです。もう衝撃が大きすぎて，帰ったらすぐ言いたかったんですよ。ドキドキしてるし。でも帰ってみたら，誰もステーションにいなかった。

▶横山　ごめんなさいね，タイミング悪くてスタッフのみんなが出払っていたのよね……。

▶ケイコ　……樹里さんの気持ち，わかります。私も同じ。誰かに話を聞いてほしかった。

▶荻野　次の日だとその時の気持ちとは変わるじゃないですか。一晩経っちゃうから。だからその日に聞いてもらいたかったなと。

▶藤田　ごめんね……。

▶生山　どうしても看護師は現場で嫌なことがあっても「我慢する」というのが，習慣的に身についてしまっているもの。その場で我慢できてもモヤモヤっとした気持ちはその後もついてまわるので，それをできるだけ早く整理していくというのが，まずはとても大切だと思うんです。自分は嫌な思いをしているにもかかわらず，「自分も対応の仕方がまずかったかもしれない」「もっと違った接し方だったら，変わっていたかもしれない」という思いも湧き出てきてしまうから。

▶横山　罪責感みたいなものね。

▶生山　そうです。とりあえずはできるだけその思いを全部吐き出して，聞いてもらえる状況——看護師自身がケアを受けられるというのは，絶対にあったほうがいい。

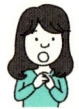 一言，「嫌だったよね。怖かったよね」「モヤっとするよね，それ，わかる」って言ってくれるだけでも，ちょっとほっとできることがあるから。

▶藤田　樹里ぽ，思いを吐き出したかったろうに，ごめんね……。

▶荻野　タイミングが悪い時もありますからね……。今日，その時に話せなかったぶん，みなさんに聞いてもらいますよ！

▶ケイコ　私が相談に来たんですけどね。

▶荻野　あ，そうだった（笑）。

▶ケイコ　でも，樹里さんの経験から学べることもたくさんあると思うので，参考にさせてください。

▶荻野　ケイコさん，いい人。

▶ケイコ　それで，その後もその方の訪問に行っていたんですよね？それ以降の訪問ではその絵だか写真はおいてなかったんですか？

▶荻野　なかったの。

▶藤田　ということは，女性が来るから，失礼になるってことがわかっているということだよね。配慮ができてきる，というか。

▶荻野　そうなんです。普段はちゃんと丁寧に接してくれる人で。だからそのギャップもあって，ショックで。その次の時の訪問で「あの件について言ったほうがいいかな……」って悩んでしまいました。結局，そのことには触れませんでしたが……言ったほうがよかったですかね？

▶藤田　難しいね。関係性によると思う。

▶生山　荻野さんの話を聞いて，実際はどうかわからないけれど，私はどっちかというと，「意図的なのかな」って思ったな。何回かの訪問があった後にそれでしょ。荻野さんの反応が知りたかったんじゃないかなって。

「言える」関係性をつくる

▶生山　ケイコさんのケースも荻野さんのケースも，"そういう風なこと"に利用者さんが興味をもつことは決して悪いことではないと思う。独身の男性だったらいくつになっても女性とお付きあいしたい，結婚したいという願望をもつのは自然なこと。そうすると，いちばん身近に来る訪問看護師が恋愛対象になることもある。

▶横山　そうですね。病棟でも実習にきた学生に恋愛感情を抱くとかはよく聞きます。その感情の扱いはやはり難しい。果たして「ないもの」として無視するのがいいのか，それに向きあうのか。いずれにてもそこで生じている看護師の感情は慎重に扱わないといけないと思う。そうでないと，その後の関係性に影響していってしまいますから。

▶安保　やはりこうした問題は，一般的に不快なことが訪問の場で起きた時にどうするかということと，それが性にまつわることで，自分が対象になる可能性がある場合にどう考えるか，二段構えで検討していったほうがいいかもね。たとえば，前者の場合，訪問の時に相手のズボンのチャックが開いていたら，それを指摘するかどうかは関係性によるじゃないですか。

▶荻野　そうですね。

▶安保　けっこう迷いますよね。この場合,利用者さんのズボンのチャックが開いていたり，たとえばだよ，利用者さんが"おなら"をしても，そこには「相手を傷つけようという意図」はなさそうじゃないですか。そ

の場合は関係性の中で「チャック，空いてますよ」とか「もう〜って言いながら手でパタパタしたり。

▶藤田　言える関係性であれば，言えるし，まだそうした関係性でなければ，言える関係性をつくればいい。

▶安保　そうですよね。でも，ケイコさんや荻野さんのケースは，その対応でいいか微妙だね。性にまつわることは，自分が対象になる可能性があるから，取り合うと「脈あり」って誤解を生む心配が生じる。一方で，この手の話は「私，別にそんな対象じゃないからね，ハハハ」と言えればそれで終了，とになるか，といえばそうでもない。ただ，応対しにくいからといってそのことについて触れないと，いつまでもお互いの頭のなかでモヤモヤするだけだからね。

▶ケイコ　そうなんですよね。モヤっとしたまま，援助をしていくのって何だかつらくって。

▶横山　つらいよね。援助関係で考えていくと，オブラートに包みすぎるよりは，ある程度「不快だ」ということをわかってもらわないといけないしね。

▶荻野　特にケイコさんのケースの場合の「夜，寝てるとケイコさんの顔を思い出す」っていうのも，考えようによっては訪問看護師を信頼してくれているというニュアンスもあるし……，でも同時に性的なニュアンスもある。微妙。

▶藤田　けっこうアピール要素が含まれているからね。微妙。自分がそうした対象となることで，女性として不快になることが多いだろうなとは思うんだけど。

▶生山　逆のパターンというか，女性の利用者さんから，そういったメッセージを受けとることは？

▶安保　ありますよ。ただ，男性の場合，単純に「ごめんごめん，無理っす」みたいな言い方でも，大体なんとかなる。

▶荻野　男の人はいいなー。

▶安保　でもこのやりかたは，女性には難易度が高い。なぜかというと，たとえば，女性が「ごめんごめん，無理っす」と言ったときに，いちばん厄介なのが，相手が逆切れしたらどうしようと頭に浮かぶはずだから。「バカにしてるのか！」「はぐらかすな！」と反応される恐怖というかね。

▶藤田　力関係的に，一対一の場面で，男性が逆切れしたときに，力で抑えつけられる怖さを感じるだろうね。

▶安保　まあ襲われなくても，怒鳴られるだけでも恐怖だと思います。女性にとっては。

▶生山　そこの部分は絶対に忘れちゃいけないと思います。

▶横山　特に女性の看護師で「精神の方への訪問看護は怖い」という人の根底にあるのは，そうした感覚でしょうね。

▶ケイコ　私も，いまでも少し，そんな感覚があります。

▶藤田　樹里ぽは？

▶荻野　「最初は1人で行くの？」って不安がありました。長い間病棟で働いていたのに，怖いなって思ったんです。家に2人っきり。「何かあったら」って思っちゃって。でも病棟での夜勤と一緒で，だんだんとその不安も薄れていきました。もし仮にリスキーなことが起こったとしても，私のなかの理念では，相手との信頼関係を信じるしかないって思っている部分もあって。

▶生山　基本的なことかもしれないけど，部屋の中でも，ある程度距離をとるというのは，私もあります。無意識的に微妙な，安心できる距離をとっているな。利用者さんとざっくばらんでくだらない話もするけれど，ある程度のラインを決めて，そこから絶対踏み込んでもらわないようにはしている。これって，「自分で自分を守る」って考えたときに，大切なことなんだろうなっていう気はしている。

▶安保　「自分を守る」ラインって大事ですね。そのラインを設定したうえで，あとはどのくらい相手が傷つかないようなかかわりができるか，ここが腕のみせどころだと思います。その距離感や関係性（訪問する人・される人）があべこべになったときに，すかさずそれを正せるか。起きていることが一般通念上のマナーの範囲のことなら，快適な関係が結べるし，何かあっても対処しやすい。樹里さんのケースでいえば，マナー違反じゃないですか。性的なものがあけっぴろげにおいてあるって。

▶ケイコ　そうか，マナーとして考えれば，少し混乱がなくなりますね。私のこのケースの場合でも，早い段階で率直に伝えるべきだったんですね。「そういうこと言われると，私，女性としてちょっとつらくなっちゃうんですよね」とか。

▶藤田　うん，自分の気持ちを率直にね。

▶ケイコ　遅かったかな……伝えるのが。

▶安保　ううん，遅くないと思う。いまケイコさんがモヤっとしているような段階にまで至ったとしても，いつかどこかのタイミングで「もう気にしてないけどさ，前，こういうことあったよね。あのときはビックリしたんですよー」ってうまく伝えることができれば，相手も「そうだったよね」って受け止めてくれるんじゃないかな。あるいは「そんなことあったっけ？」ってはぐらかしたり，本当に忘れているかもしれないけど，「次は同じことがないようにしてね」というニュアンスは伝えられると思うよ。

▶荻野　私の場合もそうかぁ。「なんか，びっくりしちゃったよ，アレ」って言えばいいのか。

▶藤田　もしそれが片づけ忘れだとすると，利用者さんもきっと「あ，まずかったかな……」って思っているはずだし，率直に言ってもらうことで心がすっとすると思う。それでお互い，モヤモヤが晴れる。

▶横山　どちらにせよ，モヤモヤを継続しちゃいけないということですね。でも言えないときもある。さっき話題に出た「これ言ったら危険かな」という不安もあるし，看護師として「こんな気持ちを伝えてもいいのかな」っていうためらいをもつこともある。

▶ケイコ　ためらい……。そうですね，それもありますね。病棟で働いていた時にも「自分の感情を率直に伝える」っていうことにはやっぱりためらいがあったし，訪問看護でも「率直に自分の感情を伝えて訪問の継続ができなくなったら……」という不安があります。自分の，看護師としての使命感って言ったらカッコつけすぎかもしれませんが。もし自分が主体性を発揮して，利用者さんがある一線を越えてきたとき，やっぱり我慢しちゃう。ここで利用者さんとの関係性が経ち切れてしまったら，看護師として失格だし，訪問看護ステーションという組織に属する人間としても失格なんじゃないかって。

▶荻野　守られていない感覚？

▶ケイコ　そうですね。孤立無援な感じがしてしまいますね。

🔔 精神疾患をもつ人への「特別視」はないか

▶荻野　あ！

▶藤田　どうしたの？　樹里ぽ。

▶荻野　思い出しました！　いつも裸の利用者さん！

▶藤田　何，急に。

▶荻野　以前私の友人が働いていた訪問看護ステーションで，毎回訪問に行くたびに裸で待っているという人がいたらしくて！

▶藤田　全裸？

▶荻野　全裸。

▶一同　全裸！

▶荻野　新人訪問看護師が訪問することになったらしいんですが……。「私，やっぱり無理です！」と。

▶藤田　そんなの誰でも無理！

▶荻野　「毎回，これだと無理です」「なんて言ったらいいかわかりません」って。

▶藤田　訪問看護の契約自体が成り立たないよ，それじゃ……。

▶生山　なぜ契約が成立していたのか……。

▶荻野　結局，部屋の中には入れないから玄関先で対面したらしいです。

▶藤田　行ったんだ。玄関先でも全裸でしょ？

▶荻野　そうだったみたいです。

▶藤田　変だよそれ，すっごく。主治医に相談すべき場面。

▶生山　看護師は真面目で使命感があるから，それでも「受けとめなくてはいけない」と思って訪問しちゃったんだよね，きっと。

▶藤田　看護師の"使命感"，恐るべし。

▶生山　普通の社会だったらあり得ないわけですから。マナー的に，いやマナー以前か……。でも「精神障がい者だから」と，ある意味で認めちゃって，受け入れてしまう。「私が我慢すればいい」みたいに。

▶荻野　ぐっとこらえて，玄関先で全裸の男性と会話するという。

▶ケイコ　精神疾患をもっているって考えれば，それもアリかなって思っちゃうかもしれない。そういう人でも看護を提供しないと……。

▶生山　それって，精神科にかかる人への，"特別視"あえて言えば"偏見"

が含まれているのかもしれないと思ってちゃう。無理だったら無理で言えばいいし，社会通念上，まずいことはちゃんと伝えないと，その人のためにならないよ。

1人で行かねばならない場合には

▶ケイコ　でも実際，こうした状況でにっちもさっちもいかなくなっている訪問看護師も多いと思うんです。「裸で待っている」というほどでないにしても，私や樹里さんのケースのように，微妙なアピールをされるというのは……。

▶藤田　僕だったら，当然，一緒に訪問行きます。1人で背負わせるのは難しいかなと思います。

▶横山　スタッフの余裕があるステーションばかりじゃないからね。

▶安保　もし1人で行かなくてはいけないというシチュエーションで，もし私がその職場の先輩だったら，短時間で言うべきことだけ言って切り上げてくるというのがアドバイスの1つ。もう1つの具体的な方法は，相手があまりこのことに気づいてないというときには，このこと――樹里さんの場合だったらくだんのモノを，ケイコさんの場合だったら利用者さんから言われたことなどを――をステーションの他のスタッフに話していいですか，ということを相手に確認しますね。つまり，「一対一の関係で起きている」という状況にしない，ということです。

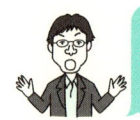 または，「こういうことって私以外に見せたり，話をしている方はいますか？」という投げかけ。これも有効だと思うよ。

▶荻野　そうか，そういう手もあるのか。

▶安保　そうすれば，その結果を，次の訪問のときに話せますよね。しかもそれば「私個人の意見」じゃない。「ステーションで話し合った結果」として伝えられる。

▶横山　自分1人で抱え込む，ということが回避できますね。

▶ケイコ　利用者さんが「そんなつもりはないんだ」って言ったら？

▶安保　恋愛感情のようなものをもってなかったということであれば，「安心しました」と素直に伝えればいい。きっかけさえ掴めれば，「『私の顔を思い出す』って言っていましたけど，他の人の顔を思い出すってこともありますか？」と，利用者さんの思いも計れたりします。

▶藤田　そうすれば"たまたま"ケイコさんとしかかかわりがないので，ケイコさんの顔が浮かんだという解釈に変えることができますね。これは，樹里ぽやケイコさんがモヤモヤを抱くような「性的な側面」をクローズアップせずに，利用者から発せられる別の言葉をベースにして会話をしてみると，実は異性とかかわりがもちたいということではなくて，単純に孤独死したくないと思っているということがわかる可能性もありますし。

▶安保　もしそうなればその気持ちに「孤独死はつらいですよね」と，ちゃんと伝える。親和的ニーズであれば，家の外を意識して，たとえば作業所やなじみの場所に通って仲間をつくることで解消するのかもしれない。もし，「女性とお付き合いしたい」という希望がったら，それをきちんとプランとして扱うのがいいですね。ただし，「私はそのための応援者であって，その対象ではない」ということは明確にしておく。とにかく，「目標に向かって一緒に歩むことは可能だ」っていうニュアンスは出したほうがいい。あくまで応援者だというニュアンスですね。

▶藤田　だから，利用者さんがなぜそういうことを言いだしたか，その根っこの部分への注目だよね。安保さんがいま言ってくれたきっかけ作りの方法を入口にして，その振る舞いの裏にある気持ちにアプローチしていく，というのが精神科訪問看護の役割だと思う。

▶荻野　そうできると，精神科訪問看護の"プロ"って感じがしますね！

▶横山　荻野さん，多少はすっきりしました？

▶荻野　だいぶ！

▶横山　ケイコさんは？

▶ケイコ　モヤモヤすることを利用者さんと話題にするきっかけづくりであったり，そのきっかけからどうやって利用者さんとの上手な距離を保ちながら，表現してくれた希望の達成のために伴走者となるか，具体的な対応方法はよくわかりました。

▶居馬　ほんとにわかったの？　ちゃんと納得した？　ケイコさん。

▶一同　うわ，びっくりした！

▶ケイコ　居馬さん？　いつからいたんですか！　あ，ウチのステーションの作業療法士の居馬です。今日迎えに来てもらう約束をしていて。

▶居馬　話に入っていくタイミングを見計らっていたら，そのタイミングを見失ったんだよ。でも話はずっと隣の部屋で聞かせてもらっていた。あのね，ケイコさん。ケイコさんがいまだにモヤっとしている理由，僕にはわかるんだよ。何せ同僚だから。

▶ケイコ　もういいんですよ，十分納得しましたし。

▶居馬　いや，ケイコさん，してない。ケイコさん，心のどこかで利用者さんに気を遣わせるのが悪いなって思っているんでしょう？　利用者さんに気を遣わせるのは訪問看護じゃないんじゃないかって思っているでしょう？

▶ケイコ　……。それは，あるかな……。

▶居馬　あのねみなさん，僕，ずっと部屋の壁に女性の，ちょっとセクシーな姿のポスターを貼っているんです。いやちょっとじゃないな，相当にセクシーなポスターです！

▶一同　（……何を言い出しているんだ，この人は……！）

▶居馬　で，もしその部屋に訪問看護が来てくれるとして，僕だったら，普段のありのままの自分を見てほしいし，片づけるのも面倒くさいと思う。そこにきて，「居馬さん，マナー違反ですよ」って言われたら……，「え，訪問看護って何？」ってなるだろうと思う。「俺の話を聞きにきたんじゃないか」って。しかもいつも来てくれる看護師以外に，その上司が来てまでそんなことを言われたら，「何で自分の家なのに気を遣わないといけないの？　これが自分にとっていちばん落ちついて話せる環境なんだ」って反発すると思う。ケイコさん，実はそういうところを心配しているんじゃない？　訪問看護は病棟と違って，その人の生活空間にお邪魔するわけだから，その人の生活スタイルを尊重しなさいということは，口を酸っぱくして教えられているから，余計に。

▶安保　はき違えてはいけないのは，居馬さん，「その人の生活空間にお邪魔するわけだから，その人の生活スタイルを尊重する」っていうことが，利用者さんの「わかってほしい」という思いを"全部"受け入れるということと同じではないということです。居馬さんの家に訪問看護に入

っている看護師は，そのエッチなポスターを見て不快に思う。一方で，居馬さんは部屋を片付けたくないけど，暗にそれを求められている。この時に重要なのはお互いに多少の不快を受け止めあう関係をどうやってつくれるか，その視点が肝になるのだと思う。

▶ケイコ　「お互いに多少の不快を受け止めあう関係」。その言葉を聞いて気持ちがスッとしました。今日の相談でも大半は納得していたんですが，やはり心のどこかで「利用者に"絶対に"不快な思いをさせてはいけない」と思っていたので。

▶横山　真面目なのね，ケイコさん。

▶安保　精神科訪問看護の目的は「利用者さんの心のケア」であって「なんでも利用者さんの思い通りにする」って意味ではないからね。

▶居馬　そうだよケイコさん，僕が言いたかったのは，そういうこと！

▶ケイコ　……。

▶藤田　まあまあケイコさん。居馬さんが最後に一言言ってくれたおかげて，ちゃんとすっきりすることができたね。ちなみに居馬さん，そのエッチなポスターはまだ貼ってあるの？

▶居馬　ありますよ。

▶藤田　…………そう。

▶居馬　だめですか？

▶藤田　…………だめじゃないけど。

▶居馬　だめですか？

▶ケイコ　居馬さん，そろそろおいとましましょうか。

From:Keiko-Nurse<keiko-nurses-houmon@gmail.com>
Date:Thursday, February 8, 2019 18:30
To:'Houmokangostation'<houmonkangostationsaitamama@gmail.com>
Subject:**びっくりの展開！**

ケイコです。例の利用者さんへの訪問について，所長からは「一緒に訪問しようか」と言ってもらいましたが，私1人で行くことにしました。利用者さんの家までの道中，頭の中で「何て言おう……。何を話そう……」とグルグル考えていましたが，自分の今の感情を率直に伝えようと決意しました。1週間の出来事を，口をはさむことのできない勢いで話す利用者さん。話題が雑誌で読んだ最新のデートスポットに移ったとき，利用者さんが「ケイコさんと，こんなところでデートできたらなぁ」とポツリともらしました。寂しそうな利用者さんの顔を見て「私が拒否することで，さらにこの人を傷つけてしまうかもしれない」と思いました。でも，私はこの利用者がいま無事に地域生活を送れていることの，その強さを信じることにしました。「〇さん，そう言っていただくのはうれしい反面，私にとってはとても辛いのです。エッチな本とかポスターが置いてあるのも，ちょっともう，見てられないんです」。意を決してそう伝えると，意外と「ですよねー」と軽い反応。「ケイコさん，なんだかいつも深刻そうに訪問にくるじゃない？　だからちょっといたずらのつもりでヘンなことを言ったり，こういうものを置いておいたんだけど。何のリアクションもないからさ，むしろこっちが困っていたんだよね。こんなもの置いてあったら，何か言うでしょ普通」。
私は「なんだー，もう，やめてくださいよ，私，ホントに悩んだんですから」としばし笑いあいました。
でも，ステーションに戻る道すがら，利用者さんの言った「何か言うでしょ普通」という言葉が心の中でリフレインして，「そんなの言えないよ……」と思うと同時に「私はやっぱり，まだ精神疾患をもつ人を『特別視』しているのかもしれない」と思いました。
たぶんこういう悩みをもつ女性の訪問看護師って私以外にもたくさんいると思うんです。今回は女性にとって不快と思うような性にまつわる内容でしたが，その奥には「精神疾患をもつ人への特別視」というのもあるんじゃないかと思いました。

仲間と思いを共有することで全力で利用者と向きあえる

　この相談の中で出したエピソードもそうですが，訪問看護の場面で利用者さんの「性」を意識する場面は意外にたびたびあります。「気にならない」という人はさておき，大半の方は対応に困るのではないかと思います。私（荻野）も訪問の現場で男性の利用者さんにボディタッチをされたり，「俺のこと好きなんでしょう？　好きだって言ってよ」と迫られたりしたことがあります。いずれも「腕の見せ所」を発揮して快適な関係を続けることができました。……でも，内心は不安や心配でドキドキして，「なんにもなくてよかったー」と胸をなでおろす乙女心。

　そんな私が病棟から訪問看護の世界へ足を踏み入れたのが2年前。病棟と訪問との違いで感じたのが「訪問って孤独」という思いです。利用者さんが表出した想いをダイレクトに受けとめてボロボロ泣いても，1人で切り替えて，次の訪問では笑顔で「こんにちはー」をしないといけないときもあります。そんな日々の泣き笑いのエピソードを，新鮮なうちに誰かと共有したい。さらにいえば，「誰か」というよりもチームの仲間の中で共有したい。それによって，自分のかかわりが利用者さんにとってどう影響したのかを客観的な視点で見て，「いいね」「こうできたらもっとよかったかも」などの意見がもらえたり，理解してもらえたり，話したことでスッキリすると，翌日からの訪問のモチベーションも俄然上がると思います。訪問看護だけではないですが，特に1人で回ることが求められる訪問看護においては，「孤独感」より「つながり」を感じることで安心でき，笑顔で仕事をし続けられる，と私は思っています。

　現在勤務している訪問看護ステーションりすたーとでは，「つながり」をとても大切にしているように思います。例をあげると，LINEを活用し，スタッフ全体のグループLINEで，利用者さんの連絡事項や申し送りを全体共有しています。自分が訪問に行っていない利用者さんのエピソードも，「たいへんそうだな……大丈夫かな」と状況がつかめ，リアルタイムでヘルプやサポートを求めることができます。いつでも書き込めて，みんなに見てもらえることで，「知っていてもらえる」という安心感につながりま

す。また，りすたーとには「管理日誌」というものがあり，その日に誰がどんな動きをしているのかがわかります。月曜日から金曜日までをスタッフ全員で曜日の担当者を決め，担当者は，今日の訪問の出来事について1件1件聞き取り，管理日誌にまとめていくのです。訪問を終了して帰社すると，本日の曜日担当者が必ず声をかけてくれます。報告者は，今日の訪問で利用者さんの「本日のアピールポイント」を語ります。ついつい医療者は「できないところ」に目がいきがちですが，「よいところ，できているところ」ももちろんアピールします。「こんなことが好きなんだって！」など報告者と記載者がやり取りをしていると，別のデスクから，「私の時はこんな話をしてたなぁ〜」とほかのスタッフも混じり，「こうしたらいいんじゃない？」とアドバイスが出たり，さりげなくみんなの耳には入っているので，輪に入っていないように見えても「ふふふ」と1人笑っているスタッフもいたり。自然とみんなで情報を共有することができます。訪問看護を始めたときに感じた「孤独感」ではなく，「つながり」を常に感じられると，不思議と安心した気持ちでモチベーションを保ち，笑顔で仕事が続けられます。訪問看護ステーション内が安心できる場所になることで，スタッフはのびのびと訪問に向かうことができるのです。

　いきなり「孤独感」「1人」などと悪いイメージを書いてしまいましたが，利用者さんの力強く地域で生活する姿を見せてもらい，一緒に喜び，悩みを共有していく。そして，仲間がいる安心感を感じながら全力で利用者さんと向き合うことができる訪問看護はやっぱり素敵だし，楽しいし，やりがいもあります。医療者としてではなく，同じ「生活者」として伴走を続けることは，決して限られた人にしかできないことではありません。「精神科の訪問看護って何をするの？」「なんだか怖いな」と考える人が多いですが，私たちみんなに共通する基本中の基本，「普段の生活」を利用者さんと一緒に歩むだけ。とてもシンプル。1人でも多くの人に興味をもってもらい，「精神科訪問看護を経験してほしいな」と私は思います（荻野樹里・藤田茂治）。

看護師の自尊心を保つことの大切さ

　今回の相談も無事に次へつながってよかった。さて，この相談の中で話題になったことを少し補足していこうと思います。

　看護師は援助に関する専門職だと私は考えていますが，この「援助」というのがなかなか難しいことでして……。援助といっても1種類ではないんです。いやいや，食事の援助とか服薬の援助のような，目的の種類ではありません。かかわり方に種類があるんです。援助を類型化した人は何人かいるのですが，今日はあえて看護学ではなく経営学の世界から，エドガー・シャインさんの援助論をもとに援助の形を記述してみましょう。

1. 技術的な支援：援助される人が何を実現したいかが明確で，かつそのことを実現するための知識や能力が不足している時に，実現するための技術を提供して実現する。自動車の修理とか調理が代表的。
2. 診断的な支援：援助される人が気づいていないことや知りたいことがあり，気づいたり知ったりすることを支援する。時には解決への方向性を提示する場合もある。疾病や建物の耐震構造を診断したり，受験生の進学可能性を診断したりすることがイメージしやすい。
3. 協働的な支援：援助される人が心理的苦痛や苦悩をもっていて前向きな行動をとることが困難な時に，場面や行動を共有することで心理的苦痛や苦悩を緩和したり行動の開始を行いやすくしたりする支援。隣に一緒にいることなどが象徴的。

　この3種類の援助が相手の期待と一致していれば，人間関係（援助関係）はうまくいきます。私は岩手県の相談支援従事者研修でこのことを10年間話し続けているのですが，おかげさまで評判がよいです。

　ただし，これらの支援ではあえて書かれていない支援があります。それは，「一方向的に与える支援」です。赤ちゃんに対する親の支援では，単純に食べ物やお風呂の世話，暑さ寒さを避けるための世話などを行います。ちょうど，アンパンマンがどうぶつ村の動物たちに自分の顔（アンパン）

を差し出してお腹のすいた動物たちに与えるのに似ています。この支援には，技術的支援の前提である相手の目的意識も診断的支援に存在する相手の気づきも，協働的支援に重要な時間と行為の共有もありません。どうぶつ村の動物たちは，「パンを食べたい」とは言いませんし，お腹がすいているんだね，と言いあてられたいわけでもありません。アンパンマンは自分を差し出しますが，この時にアンパンマン自身は何も食べません。

　この「一方向的に与える支援」は，支援する側に心身あるいは経済的な負担がかかるため，別な支援が必要になったときに力を発揮することができなくなります。ちょうど，顔の欠けたアンパンマンは力が出せず，バイキンマンにあっさり敗れてしまう場面が象徴的です。ですから，今回のケイコさんが考えていたような「相手が傷つくかもしれない」といった感覚は，「一方的に与える（自分が負担を背負う）支援」になりやすく，肝心なときに力が発揮できなくなる恐れがあります。

　さて，今回の話題と負担を背負うことの関係に戻りましょう。シチュエーション①で話題にしたような，「基本的信頼」「恥」「罪悪感」にまつわる負担を1人で背負うことは，自分自身の元気を奪うことになります。今回の性にまつわる出来事（裸が見える状態になっていること）は，"女性に対する辱め"を通じて女性である看護師が恥の感覚をもたされる出来事，ととらえることができるのです。訪問看護は，信頼関係に代表される人間関係をかなり必要とします。ですから，今回の事例は，「我慢すればいい」ではなく，恥の感覚をもたされないような関係に向けて行動する必要があるのです。アンパンマン同様，私たちも元気でいないと，いざというときに力を発揮できなくなります。

　さて，最後に環境のことを。アンパンマンには，ジャムおじさん，バタコさん，チーズといった，新しい顔（元気100倍になるきっかけ）をくれる人々がいるし，ピンチに一緒に戦ってくれるカレーパンマンや食パンマン（目標を同じくする仲間）がいます。この本が訪問看護ステーションを舞台にしているのも，そういった人々が身近にいる世界を感じてほしかっ

たからです。皆さんも，自分のジャムおじさんや食パンマンを見つけて大事に育んでください。そういった人間関係は，「与えられ」ないのです（安保寛明）。

引用・参考文献
1）エドガー・H・シャイン，金井壽宏監修，金井真弓訳：人を助けるとはどういうことか 本当の「協力関係」をつくる7つの原則第2版．英治出版，2009．

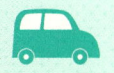

あぁ幻覚妄想
ーネフェさんと〈ひかりさん〉と

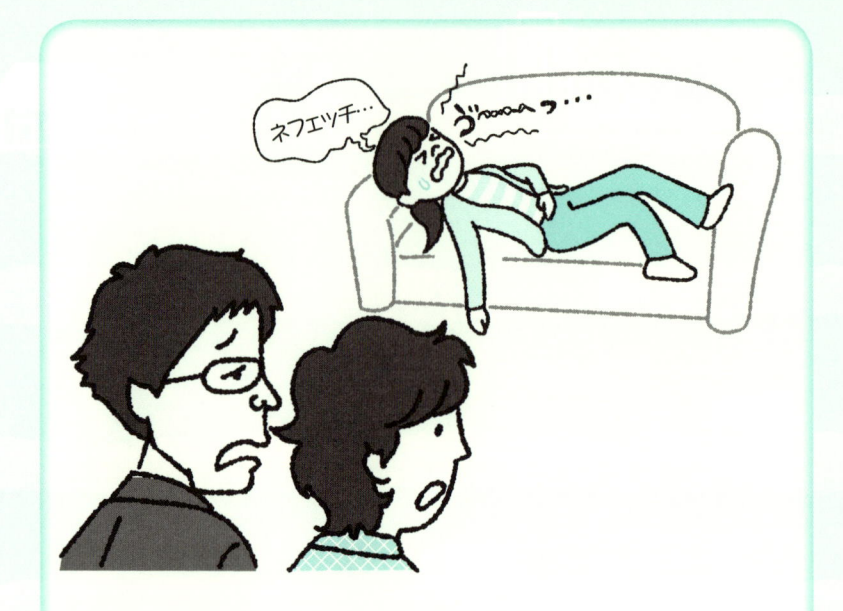

疲れ果てて何もできなかった休日の夕暮れ時

ずっと「それがいる」って聞かされ続けると，そんな気がしてくるものね……。私にもネフェルトゥムが見えてきた。

 え？

ネフェルトゥム。神様。古代エジプトの。利用者さんがね，それが見えるっていうの。

 そう……。

しかもネフェルトゥムの命令は絶対なのよ。ネフェルトゥムがお風呂に入っちゃいけないと言えば入っちゃいけないし，裸で街を走れと言えば，それに従わなくちゃいけない。

 敵は厄介ね。

完全に敵ってわけじゃないわ。時々，ふいにいなくなることがあって，そうなると心細くもなる……。かと思うと，いつの間にか部屋に現れて，寝っ転がってテレビを見ているの。

 急にだらしなくなったんだけど，神様。

ネフェルトゥムにも料理を作らないといけないから，たいへん。

 ネフェっちは何を食べるの？

和食を好む傾向にある。

 エジプトの神なのに？

ネフェっちの考えていることは誰もわからないのよ……誰も。

 ……そろそろ約束の時間じゃない。行こう。

というわけで医療・福祉職・当事者・家族のネットワークを作るために，事例検討会を開催するので，2人にも参加してほしいんだ。

 でも，私たちまだ駆け出しですよ。ねえ，カオルさん……うわ寝てる！

だいぶお疲れみたいだね。

 そうなんです。今，訪問している利用者さんのことで，ずっと悩んでいて。ネフェっちは，和食が好きなんです！

わかりました。いやいや，まったくわからないですけど，カオルさんが起きたら話を聞きましょう。

利用者の家に訪問をしてみると，ぷんと刺すような体臭が。部屋の掃除もしばらくしていない模様。理由を尋ねると，〈神様〉が「風呂に入るな」「掃除するな」と命令をしてくるのだという。この前などは「裸になって街を走れ」と命令してきたそう。それは何とかやめることができたが，〈神様〉の命令に背いたことでの罪悪感のようなものが生まれてしまったと言う。以前，この利用者は順調に継続していた服薬をぴたりと止めてしまったことがあった。実はその時も〈神様〉にそう命令されたことがわかった。「私には見えないのですが，そういったものが見えてしまって，しかも命令されると，つらいですね」と声をかけると，「つらいだけじゃないんです。安心感も，少しあったりします」と言う。その後の訪問では訪問の時間中，ずっと〈神様〉の話をしつづけている。どんな風に訪問看護を進めたものか。

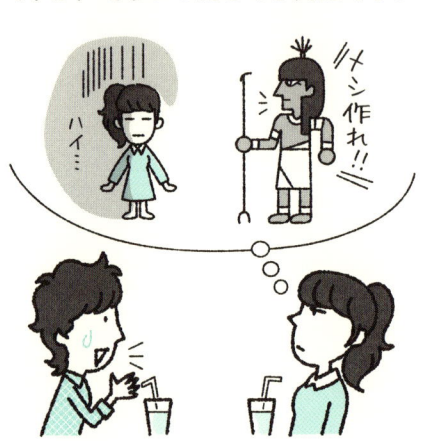

利用者の妄想に接して

▶藤田　あ，カオルさん，起きた。

▶カオル　うーん……。あ，ネフェ……。

▶藤田　藤田です。

▶横山　カオルさん顔，洗ってきたらいかが。

▶カオル　あぁ，はい，そうさせてください。

▶横山　相当まいっているみたいね。

▶ケイコ　そうみたいですね。でも実際，幻覚や妄想への適切な看護の

対応って，いつまでたっても「これでいいのかな」っていう気持ちはありますね。

▶横山　いわゆる，「否定も肯定もしない」ってやつ？

▶ケイコ　そうです。最近の学生なんかはそういった教わり方をしないみたいですが，じゃあ実際どう対応するのっていう時にこれといった基準もないみたいですし，カオルさんじゃなくても混乱してしまいます。

▶横山　たとえば妄想であっても，それはその人の関心の中心じゃない？

▶ケイコ　ええ。

▶横山　だとしたら，その関心にはこちらも関心を寄せないといけないって思うよね。そうしないと，相手との関係が深まらないから。だから，「妄想は，聞いていい」ということは，はっきり言っておきたい。

▶ケイコ　聞いちゃっていいんですね。

▶藤田　だって関心も寄せないで聞かずにスルーしていったら，何も関係性が発展しないじゃない？

▶ケイコ　それもそうですね。あ，カオルさん，戻ってきた。

▶カオル　先ほどは失礼しました……。ネフェさんに憑依されてしまいました。

▶藤田　それこそ妄想だよ（笑）。

▶カオル　半分冗談で，半分本気です。毎回毎回訪問で，そんな話をされたら，こっちがヘンになりそうで。「カオルさんもわかりますよね」って迫られることもあるし。わかるかって言われても……。

▶安保　本質的には「わからない」だけど，でも，そういう，〈神様〉が頭に浮かぶこと自体とは，想像力を働かせれば感覚としては「わからなくはない」という態度を表明するのは基本なのだと思いますよ。たとえばですけど，ペットを亡くしてしまった人がいまも自分に呼びかけてる気がするっていうのは，科学的にはあり得ないことだけど，物語的には受け入れられるでしょ？

▶カオル　それはありそうですね。

▶安保　でしょ？　〈神様〉もそれに近い。だとすると，その「妄想」に対しては尊重する，という態度で向き合ったほうがいいと思うな。

▶カオル　言われてみればそうですね。想像できるからこそ，私の中でもソレがリアルになってきて……。利用者さん本人はネフェさんがいる

ことによって安心する部分もあるとは話しているのですが，命令されて裸で街を走るっていうのは，やはりまずいと思います。

▶安保　〈神様〉はなかなか人間の都合を考えてくれないからね。確かに「裸で街を」というものまずいけど，命令されたことに対して背くことの心理的な負担も考えなければいけない。

▶横山　社会生活できなくなってしまうのはちょっと困りもの。

▶安保　なので，困らない生活を送るための工夫を考えていく必要があるよね。実はさ，カオルさんと近いようなケースを知っててね。僕の場合は〈ひかりさん〉なんだけど。

▶横山　ネフェさんに続いて〈ひかりさん〉か。

▶安保　この利用者さんは〈ひかりさん〉にご飯をあげなきゃいけないから，夕方には絶対に家にいなきゃいけないって言うのです。そのために買い物に行く時間がすごく制限されていた。〈ひかりさん〉が気になって遠出もできない。それで私はどうしたかというと，散歩に誘ってみて，5分ごとに“気になり度”を聞いていったのです。どうやら30分程度の散歩なら，“気になり度”は問題にならない。次に「もうちょっと長距離を出歩けるようになったら，やっておきたいことってありますか」と聞いたら，「地下鉄で3駅くらいのところにあるデパートに行って，親戚にお歳暮を送りたい」と。その家からデパートまでは1時間くらいかかるので，訪問で同行するのは少しきついなあと思案していたんですが，翌週，訪問してみると「デパート，行ってきました昨日」って言われて。「あれ，勝手にうまくいってる！」と驚いたんですが，まあいいかと（笑）。でも気になったので，「〈ひかりさん〉，なんか言っていませんでしたか？」と聞くと，「心の中で明日ちょっと留守にするって呼びかけたら，〈ひかりさん〉，『大丈夫』って言ってくれたんですよ」って。

▶横山　〈ひかりさん〉，気を遣ってくれたんだ。

▶安保　夕食の時間だけは〈ひかりさん〉は譲歩してくれないみたいでしたが（笑）。そうしたらある日，「来週の訪問はお休みしたい」と言い出して，何があったのだろうと思ったら，娘さんの住む北海道に行くと。正直「〈ひかりさん〉は……」って思ったんですが，どうやらその頃，〈ひかりさん〉，隣の家に出張に行くことがあるらしいと。

▶藤田　出張！

▶安保 「だから，大丈夫だと思うんです」って。特に何もしていないけど，これ解決しつつあるぞと（笑）。いまでは利用者さん，「ああ，昔はそんな悩みあったわね」くらいの感じで話していて。

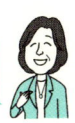

▶安保 実はタネあかしではないけど，訪問の時に，「○○さんにとって重要な人や存在を知りたいので，『誰か』ってことに限定しないで，ここの紙に書いていきたいんですけど，いいですか？」って，利用者さんとエコマップを書いていたんですよ。というのも，〈ひかりさん〉がその人にとってどんな存在かというのを知りたかったから。まず利用者さんが書いたのはもちろん〈ひかりさん〉。「他にどなたかいますか？」って聞いたら，距離としてはちょっと遠かったのですけど，娘の存在が出てきた。エコマップを作っていた時には親戚については触れられなかったのですが，その時期に別の会話をしている時に「親戚にお歳暮を贈りたい」って言いはじめて，「ああ，ちょっとずつ意識が変わってきているのかな」とは感じていました。

▶横山 自分のまわりにある存在，〈ひかりさん〉以外の存在を現実的に認識しはじめたのかもね。「そういえば娘もいるし，親戚もいるな」って。それでだんだんと〈ひかりさん〉の存在が小さくなってきたと。

▶藤田 僕も思い出した。担当していた人が頭の中で12人の人とテレパシーで会話ができるんです。その人はその状態を「無限地獄」と表現をしているんだけどね。僕がしたことは，利用者さんと一緒に12人の人たちに1つ1つ名前をつけたんだ。それで「12人」の関係について，「この人とこの人はどう関係しているんですかね」というように，一緒に整理していきました。そんなかかわりをしていると，「これだけ自分のことに関心を寄せて話を聞いてくれた人はあなたが初めてだ」って言ってくれたのね。入院中は看護師も医者も聞いてくれなかったと。注射だけして，保護室に入れられるだけだったと。

　ある日「（「12人」の1人が）結婚してくる女性を紹介してくれるって言うんだけど，20何年待っていても，一向に紹介してくれない。自分で婚

活してみようと考えている」と，ちょっと違った観点が出てきました。「最近は婚活のアプリがあるよ」って教えてみたら，すぐに最新のスマホに買い変えてきた。そんなかかわりを続けていると，最近「12人は俺の頭の中だけで存在しているかもしれないな」と言いはじめてね。「俺，自分で婚活するから，一緒にフィリピンパブに行ってくれないか？」って頼まれて。

▶安保　フィリピンパブ？

▶藤田　昔，フィリピンパブで彼女ができたみたい。

▶安保　なるほど。

▶藤田　それでフィリピンパブが近くにあるか一緒に調べて，「こんなにあるよ。でもいまいちだなぁ。キャバクラにしませんか」「キャバクラは若すぎるよ」「そうですかね」みたいな会話を続けてね。

▶カオル　なんか訪問看護の会話とは思えない（笑）。

▶藤田　とりあえず「1月1日を待って『12人』の1人がいい女性を紹介してくれなかったら，たぶんこれって俺の頭の中だけで起きてることだと思うので，一緒にフィリピンパブ行こうね」って言われているんだよね。楽しみだなぁ～，フィリピンパブ（笑）。安保さんも行く？

▶安保　僕は遠慮しておきます。

▶藤田　なんでー，行きましょうよ。

▶横山　まあまあ。

🎗 その人に起きていることに関心を寄せる

▶藤田　そうか……安保さん，行かないのか……。とにかくこの利用者さんの訪問で大事にしたのは，その人の中心で起きていることに関心を向けて，できるだけ明らかにすること。そういう態度で接しないと，利用者さんの思いの裏に隠れているものが見えてこない。

▶安保　その通りだと思います。

▶藤田　いわゆる「妄想」に巻き込まれているわけでも，飲み込まれているわけでもない。起きていることに関心を寄せただけ。それだけで，患者さんの裏に隠れている感情が浮き出てきた。その感情に寄り添いながら，じゃあそれを叶えるためにはどうしたらいいかってことを一緒に考

えていった。

▶カオル　そうやって聞くと，フィリピンパブに行くっていうのも，感動的なエピソードに聞こえます。ただのすけべな親父トークじゃなくて。

▶藤田　なにカオルさん！　真面目な話をしているのに！

▶横山　わー，怒った！　藤田さんが怒ったぞ！

▶藤田　親父だなんて！　まだ若いよ僕は！

▶安保　すけべじゃなくて，親父ってとこに反応したの？

▶藤田　フゴーーー！

▶カオル　すいません，すいません！　藤田さんは親父じゃありません！ただのすけべです。

▶藤田　それならいい。

▶安保　（……いいんだ……）。

▶カオル　……で，気になることがまだあって，関心の寄せ方にも技術があると思うんですけど，やっちゃいけないことってありますかね？

▶安保　常識の範囲内で考えれば，「やっちゃいけない」っていうのはないと思うな。でもあえていえば，自分の関心を押し付けちゃうことですかね。藤田さんのエピソードでいえば，「つらいんだったら，お払いに行きましょうか」というように，本人が特に望んでない方向に話をもっていくとか。

▶藤田　「薬を飲んだら和らぐよ」とか。

▶安保　あぁ，よくあるね。

▶カオル　ええ？　いの一番に言ってしまいそうですけど。

▶藤田　先ほど話をしたエピソードでも，訪問していて，僕，薬のことはまったく浮かばなかった。僕の妄想の理解としては，「その人の危機を救ってくれた仮想現実」というものだから，仮想現実を勝手にひっぺがすことは，失礼にあたると思っているんだ。自分で折り合いをつけれるようになるぶんにはいいと思うんだけど，他者が働きかけてそれを消そうとするのはね……。

▶安保　妄想＝悪いものとジャッジしてしまうと，そんな風に考えがちだよね。

▶カオル　ジャッジしない。ジャッジしないで，関心を寄せる，ですね。気になっていたのは，「その話」に踏み込んでいくタイミングです。聞く

タイミング，聞かないタイミングってあるように思うんですけど……。

▶安保　それはあるかもね。「盗聴器を仕掛けられているんです」っていう人に対して，初対面の時から「どうしてそう思うの？　どんな気持ち？　そっかぁたいへんだよね？　どこに仕掛けられているの？」と踏み込んでいったら，相手も「ちょっとちょっと……」ってなるかもしれませんね。

▶生山　自己紹介として「いまの自分はこうなんです」って妄想の内容を言っていると考えれば，最初からグイグイとはいかないよね。

▶藤田　タイミングか〜。確かにタイミングは難しいよね。でもさ，これって利用者さんとの関係だけじゃなくても友だちとか知り合いとかでも言えることじゃないかな。人によってそれぞれタイミングはみんな違うから，一概に僕の場合は……っては言えないけど。それに，自分自身のキャラクターにもよると思うの。たとえば僕のようなキャラクターだったら大阪弁のノリでしれっと話題にしたりできるし，「筋肉バカキャラ」を使って真正面からストレートに言えたりもするし。僕は割と早い段階で距離を詰めるのが得意ではあるけど，早い段階で距離を詰められるのを嫌がる人もいるし，本当にそれは一概には言えないから難しい。

▶カオル　そうですね……。それにタイミングは見計らったけど，今度は踏み込み過ぎて，地雷を踏んでしまったら，とか……。

▶生山　地雷を踏むって，症状が悪くなるってこと？

▶カオル　とか，怒り出す，とか。

▶生山　地雷って，わからないで踏んでしまう時もあるじゃない。そんな時は「ごめんなさいね」って謝罪もできればいいんじゃないかな？

▶安保　私もそう思います。地雷を踏むのはある意味でしょうがない

▶生山　「ごめんなさい，私，わからなかったです。次からはソコには触れないようにします」とか。

▶安保　「ああ，秘密のことだったんですね。次からは気をつけます」とかね。

▶カオル　実は以前，初回の訪問時で「あ，なんだお前！　本当は警察だろ！？　そんないろいろ詮索して。わかった，入院させにきたんだろう！　そうはいかないぞって」で叫ばれて，別の部屋に籠城されてしまったことがあるんですよ。

▶藤田　籠城ってその人の家でしょ？　それって籠城って言うのかな。

▶カオル　まあそうですけども……，「違うんです！　訪問看護師です！」って説明しても，とにかく「帰れ！　オレはもう二度と入院なんかしないからな！」の一点張りで，困り果てたっていう経験があってですね。「あぁ，妄想って扱いが難しいな」って。

▶安保　うーん，それは確かに妄想っていえばそうだろうけどさ，「妄想なのね」で終わってしまうと，余計妄想って難しいって印象が深まるよね。どうだろう？　利用者さんの反応を「疑いの表明」って考えたら。

▶藤田　そうそう。初めて顔を合わせるんだもん。カオルさんが本当に訪問看護師か，その人にとっては確信がもてないこともあるよ。疑っちゃうさ，そりゃ。もしや，ニコニコしているこいつ，もしや！　って。疑っているだけなのに「妄想」だって片づけちゃうのは，それこそ「妄想」ではないかな。

▶生山　あと「拒否」ね。

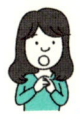

こちら側では理解できない行動や，看護師にとって面倒な行動を「症状」って一括りにしてしまうのと似てるね。これ，私たち看護師がしがちなこと。

▶藤田　漠然と気分的に「今日，お風呂はいいです」って患者さんが言っただけで，ビシッと「○○氏，拒否が強い。いまだ症状安定せず」なんて看護記録に書いちゃうからね。

▶横山　看護師さんもお風呂に入りたくない気分の日があるだろうにね。

▶カオル　そうかぁ，妄想の見方が何だか変わった気がします。

▶藤田　そう思ってくれるとうれしいよ。で，あらためてカオルさんの相談内容に関して言えるのは……，やっぱりお風呂に入っていなくて不潔な状態になっている。これがネフェさんのせいでずっと続くかもしれない。訪問看護師としては不安になるよね。

「例外探し」から始める

▶安保　先ほど紹介した〈ヒカリさん〉のエピソードで話した「気になり

度」にも関連するけど，基本的には「例外探し」から始めるのがいいと思います。

▶カオル　例外探し？

▶安保　そう。たとえば，「ひと月の中で，めったにお風呂に入ら（れ）ない」ということであれば，少なくとも月に1度は入れているわけですよね。例外があるわけ。で，その例外に関して「この間，お風呂に入った時は，どうして入れたのでしょうね」と「お風呂に入らないこと」の例外（つまり「お風呂に入る」こと）を探していく。それがまあ基本パターンですかね。

▶藤田　ネフェさんが「裸で走れ！」って命令した時には，それに従わなかったんだよね？

▶カオル　そうです。命令に従うこともあるんですが。

▶藤田　少なくとも命令に背いたことが1度はある。その例外ってなんで起きたのかな，どうしてその時には無視できたのかな。そこを基準にして考えるっていうのが，「例外探し」だよね。

▶カオル　言われてみれば……。エピソードの突飛さに目を奪われて，「妄想の命令に従わなかった時」のことを考えていませんでした。確かに，どうしてその時は大丈夫だったんだろう？

▶横山　そこをていねいに聞いてみるのも方法の1つですね。

▶安保　この利用者さんは，けっこう追い込まれている感じなの？

▶カオル　ええ，とにかくネフェ氏の縛りが強くて。生活全般が立ち行かなくなるんじゃないかって不安が利用者さんにも訪問スタッフにもある状況です。

▶安保　不快な感覚は訴えている？

▶カオル　ありますね。ネフェ氏の命令を無視してお風呂に入ったらゾワゾワ感がとまらなくなったと話してくれたことがあります。どうやってこの状況で支援を組み立てていけばいいんだろうって。

▶安保　そうかぁ……。不快感というのを体の中に内在しながら生活するのは，かなりきついですからね。全体的な生活行動の活動性がガクって落ちますよね。ただ体に生じる不快感はある程度本人に知覚されているのであれば，ADLに対する援助の水準が決まっていくと思います。まずはそこの見定めからでしょうね。やみくもに援助を提供していっても，

この利用者さんの状況では，拒否される可能性が高い。「お手伝いします」という提案が受け入れられるか，援助の水準をどこに設定するかですね。

▶藤田　この利用者さんは，お風呂に入っていないけど，入りたいって気持ちはもっているんだよね。適切なタイミングと適切な援助の内容だったら受け入れてくれると思う。

▶カオル　わかりました，次からの訪問でそれを見つけてみます。

▶藤田　乱暴な言い方かもしれないけど，体験してみて利用者さんから学ばせてもらわないと，理解できない部分だと思うよ。もし万が一，利用者さんの気分を害しても，誠実に対応すれば納得してもらえるはずだよ。

▶安保　そうそう。

　そうだカオルさん，『さんねん峠』ってお話，知ってる？

▶カオル　聞いたことがあるような。

▶安保　利用者さんの妄想について考える時に，参考になると思う。

　おじいさんが「そこで転んだらあと3年で死んでしまう」っていう峠で転んじゃうんですよ。で，おじいさん，「自分はもう3年しか生きられない」ってふさぎ込む。すると，ある誰かが，いい方法があるって声をかけて，おじいちゃんをまた『さんねん峠』に連れて行くんですよ。何をするかっていったら，「さあここで一緒に転びましょう」と言うんです。おじいさんは，すてんと転ばされたものだから，「何するんだ」と抗議するんだけど，転ばせた人は言うの。「だって1回転んだら3年でしょ，2回目転んだら6年。10回転んだら30年ですよ」って。

　これってその人の心のうちを縛るような"何か"に対して，真正面からジャッジしていないですよね。「そんなはずない」とか「エビデンスはあるのか」とか（笑）。ジャッジをしないで，その人のふさぎ込んだ気持ちを和らげて気持ちよく生きられるような，ユーモアがあって，かかわりの発想だと思うんだよね。

▶カオル　あ，なんか，わかった気がする。

▶藤田　その調子だよ。

From:'kaoru tabata'<kaoruhou-monkango@gmail.com>
Date:Thursday, February 20, 2019 18:30
To:'Houmokangostation'<houmonkangostationsaitamama@gmail.com>
Subject:**ネフェ氏，妥協す**

先日はお邪魔しました！　そして眠ってしまって，ごめんなさい！　さて，相談した利用者さんの家に訪問をしてきました。相変わらずネフェ氏の命令は続いているようで，お風呂にも入れていません。そこでその日の訪問の帰りに，自分史上最大の「さりげなさ」で，「水のいらないシャンプーっていうのがあるんですけど，ネフェさん，それを使うのをOKしてくれますかね。ちょっと聞いてみてくれますか？」と伝えました。次の訪問時，利用者さんは「OK,みたいです」と交渉（？）の結果を伝えてくれました。シャンプーで洗髪を手伝っていると，利用者さんから「ああ，気持ちいい……」という言葉が漏れました。調子にのって「ネフェさん，どうしてこのシャンプーは使っていいって言ってくれたんですか？」と聞いてみると，「ネフェさん，私の臭いのが気になるみたい。だからOKしてくれたみたいです」と言います。反射的に「自分で『お風呂に入るな』って言っておいてねー」と口走ってしまい，「まずい！　謝らねば」と思ったら，利用者さんは「ほんとにねぇ」と，かすかに笑ってくれました。「それにしてもカオルさん，髪を洗うの上手，ほんと気持ちいい」と言ってくれました。「ウチ，おばあちゃんが美容師なんですよ。だから小さい時に教え込まれたんです」と言うと，「だからなのね。うちも元々はレストランをやっていていてね。流行っていたのよ」と，珍しく家族の話をしてくれました。

そしてまた別の日の訪問。利用者さんから「ほら」と一枚の写真を見せてくれました。お洒落なレストランの前でそろった家族写真。じっと見ていると，「今日もシャンプー，してくれる？」と言うので，ていねいにていねいに利用者さんの洗髪をしました。小さないびきをかいてウトウトしている利用者さん。そういえば今日はネフェ氏の話がまったく出なかったな。これも1つの「例外」かも，次の訪問先に向かう道すがら，はたとそう思い至りました。

幻覚・妄想のみに焦点をあてるのではなく

　カオルさん，利用者さんの話す「ネフェさん」の話題に，だいぶ引き込まれていたようですね。確かに精神科の経験が少ない看護師にとって，対処が難しいと思われるものに，こうした「幻覚・妄想」への捉え方があるのではないでしょうか。よく聞くのが，幻覚・妄想への対応として，「否定も肯定もしない」というものです。こうした考え方も，一理あるのですが，これでは具体的にどんな対応をしたらよいかわかりませんよね。カオルさんも，「否定も肯定もせず」話を聞いていったのですが，結局，どのような態度で接したらよいかわからなくなって混乱してしまいました。

　このコラムでは，精神科の看護師らしい幻覚・妄想との付き合い方について述べていきたいと思います。

　まず第一に支援者が押さえておきたいのは「その人にとって，妄想や幻聴は現実に起こっている事実であり，妄想や幻聴などの症状には必ず意味がある」という点です。つまりその人の抱えるストレスや，常識が通用しなくなった恐怖体験から自身の世界の再構築すること，言いかえれば"防御反応"として，幻覚や妄想が出ているという可能性を考えるということです。そう考えると，利用者さんの語る内容に関して，「あり得ないことを言っている」「支離滅裂だ」「意味がわからない」と即座に反応するのは，少し短絡的であるということがわかると思います。

　幻覚・妄想に対して医学的治療としては薬物を投与し，幻覚や妄想を消失させる，あるいは減少させるということをめざすことが多いでしょう。しかし看護は，幻覚や妄想を取り除く，消失させるところには力を注ぎません。幻覚や妄想は，あくまで表面上生じた"防御反応"であると捉えると，その表面的な問題を向精神薬などで除去するだけでよしとはいえませんよね。幻覚・妄想という表面に現れている症状を緩和する，あるいは，幻覚が生じていることによって引き起こされる恐怖が緩和されることによって「余裕がつくられる」という意味では，本人にとって薬物療法は確かに意味のあることではありますが，根っこにある，「その人の抱えているストレス」がそのままケアされず放置されていたのでは，幻覚・妄想は何

がしかのタイミングで再燃してしまうことでしょう。また，幻覚や妄想の「ある」「なし」にだけ着目してしまうと，幻覚や妄想の症状だけに注目がいき，「その人」の「生活」という部分に視点が向きにくくなり，「妄想＝悪」というジャッジをしてしまいかねません。ですから，「あり」「なし」のジャッジではなく，「強さ」「弱さ」という部分が大切な観察ポイントになります。「妄想＝悪」というジャッジをくだしてしまうと，「悪」を取り払おうというところに力が注がれてしまいます。妄想のメカニズムは諸説あるのですが，"悪"ばかりではないのです。僕の好きな精神科医が言っていました。「妄想を悪と判断して薬で取り去ってしまうと自殺が増えるんです。それがその人の危機を救ってくれたものだから」と。また，同じ医者がこうも言っていました。薬は半分だけしか助けない」。この言葉は今でも大切にしている考え方です。

　では具体的に支援者はどのように幻覚・妄想に対応していくか，という点ですが，基本は，幻覚・妄想それ自体を問題とするのではなく，幻聴や妄想を抱える人が生活をしていく中で出会う「トラブル」や「問題」が，その人の生きにくさとなっていると考え，支援の方法を組み立てていくことです。ちょうど相談の中で安保さんが提案してくれた「例外探し」という観点が大きなヒントになるでしょう。利用者さんにとって幻覚・妄想は，それ自体も苦痛の種となりますが，前述のように，それによって生じている生活上の課題——いわば生きにくさがあるわけです。今回の相談でいえば「ネフェさん」や〈ヒカリさん〉の"存在"によって利用者には「掃除ができない」「買い物に行けない」という生活上の困難がありました。しかし幻覚・妄想は24時間365日，その人をとりまいているわけではありません。その幻覚・妄想から多少なりとも自由になっている時間というものがあるはずです。安保さんはそれを「気になり度」という言葉で表現していますが，そうした「気になり度」を計りながら，「気にならない度合」つまり「例外」を探していき，それを拡大していくような支援です。

　もう1つ，これは藤田がよくやるのですが，丁寧に妄想について聞いて

いくことです。先に述べましたが，妄想はその人に起きている「事実」です。その人の中で起きている「事実」に関心を向けなければ，その人の「感情」は浮かんできません。「その人の関心に関心を寄せる」というのは精神科経験の豊富さは関係なく，人間関係の構築にはもっとも大切なことだと思います。そういう意味では「妄想」はその人の「関心事の中心」と言えると思いますので，「その人の関心に誠実に関心を寄せる」ということが大切になってきます。

　その人の関心の中心で「会話」をし，そして会話の中から「例外探し」をしていく。あるいは妄想を表面化させ，その人の中だけで完結させず外在化させる。ちなみにこれを具体化したのが，相談の中で藤田が話した「頭の中の12人の人にあだ名をつける」という方法です。難しいテクニックのようにも感じますが，大切なのは「その人の関心に誠実に関心を寄せる」ということです。

　私たち支援者は対象の表面に起こっている事柄にばかり目を向け，その事柄と「その人自身」というものを分けて考えがちです。ちょうど支援者を困らせる幻覚・妄想にのみフォーカスしてしまうように，です。しかし表面に生じている出来事だけへの着目では，その人の一部の側面しか見えてきません。これではその人の全体的な理解は望めないのではないでしょうか。その人のもつ"想い"に寄り添え，引き出せるような看護を行うためには，その人のもっている「希望」にまで思いを巡らせる必要があるのではないでしょうか（藤田茂治）。

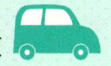

足の踏み場もない部屋に行くのはユウウツ

ーその「ゴミ」，ほんとは宝物かもね

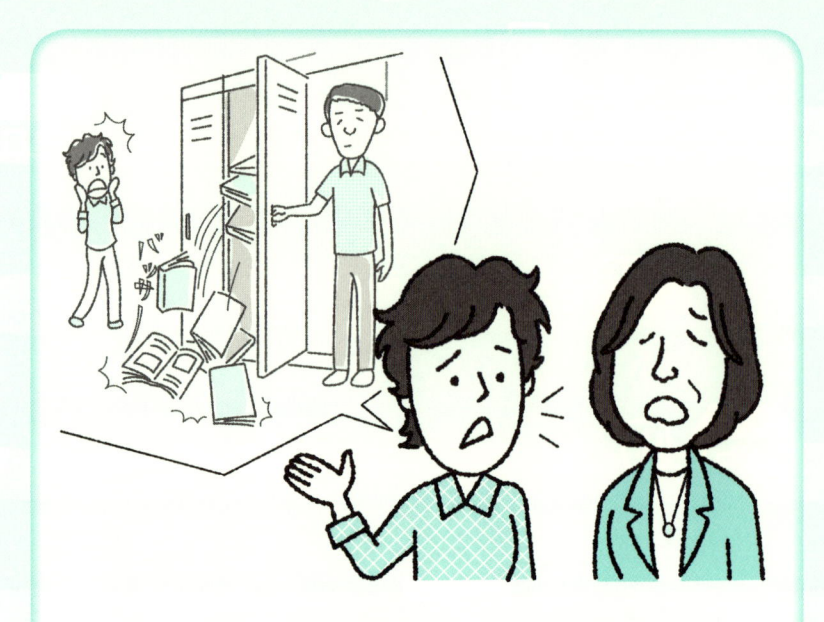

事例検討会のトライアル開催に向けた打ち合わせの場で

これまで横のつながりがない場所で職種・施設を超えた事例検討会をするのだから，まずはトライアルで一度開催してみましょう。いったいどれくらいの人が集まってくれるかな。楽しみだね。

さっそく近隣の病院・施設に情報提供しますね。

任せました。……それにしてもこの前，突然現れた居馬さんて，不思議な人ね。

 ええ，昔からそうなんです。あ，居馬さんで思い出しましたけど，この前，ステーションの大掃除のときに，居馬さんのロッカーに大量の『週刊少年ジャンプ』が詰まっていたんです。

拾ったのかな……？

いや，どうも，昔自分で買ったものを溜め込んでいたみたいです。それで，「居馬さん，いい加減，この機会に捨てたらどうですか」って言ったら，ムッとされて。その後，すごく悲しそうな顔をしてた……。

想像できるね。

そうなんです。「自分がこれにどれだけ思い入れをもっているか，ケイコさん，わからないでしょ。これって訪問看護でも一緒だよ」って。

「訪問看護でも一緒」って，どういうこと？

今，訪問に入っている方の部屋が，なんというか，とっても散らかっているんです。「ゴミ屋敷」といえば大げさなんですけど，あと少しで，ほぼそうなってしまうんじゃないか，というところまできているんです。居馬さんと議論になったのは，その「ゴミ」の片づけ方，といいますか，片づける，という方向までもっていくためのコミュニケーションの仕方なんです。

要するに，その「ゴミ」に対する支援者としての考え方ね。

ええ，私は単純に「暮らしに支障が出るんであれば早いところ捨てたほうがいい」と思っているのですが，居馬さんは「そのゴミに対する利用者さんの価値観をまだとらえきれていないんじゃないか」って。

時間もあることだし，少し考えてみましょうか。

30代後半の女性への訪問。いつもニコニコしている利用者だが，こちらの働きかけにはあまり反応せず，訪問の時間は坦々と過ぎていく。気になるのは部屋の状況。出来合いの食事のゴミが徐々に徐々に増えていっている。匂いも若干，気になる。いまは冬場だからいいが，これから暖かくなってくると，おそらく状況は悪くなっていくはずだ。部屋の中には「明らかにゴミ」の他に，外国の人形も置いてある。これもどこかしら欠けていたり，埃がかぶっている。私の中には「もういっしょくたにして捨ててしまえばすっきりするのに……」という気持ちもあるのだが……。

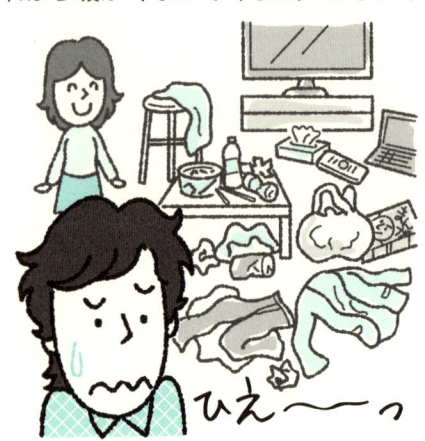

ひえ〜〜っ

「生理的に無理」

▶ケイコ　利用者さんの部屋が"ごみ屋敷"みたいになっているんですよ。

▶荻野　誰がそれを"ごみ屋敷"と判断するのかっていう観点もあるんじゃないかな。

▶ケイコ　どういうことですか？

▶荻野　はたから見れば"ごみ屋敷"だけど，利用者さん本人にとっては，手放せない，大事なものが，何らかの理由でそれが蓄積していった結果，そうなってしまったのかもしれないじゃない？

▶ケイコ　でも困りますよね，そのままにしておいたんじゃ。

▶荻野　誰が困るの？

▶ケイコ　うーん，本人が。

▶荻野　そう言っているの？　本人が。

▶ケイコ　たとえば，の話ですけど……。訪問する側としても，ちょっと困りますよね。

▶荻野　どうして？

▶ケイコ　足の踏み場がなかったりすると，ちゃんと仕事もできないし。

▶荻野　私なんか，"ごみ屋敷"になっている家に行ったら，「わー，すごい！」ってテンションが上がるけど。

▶ケイコ　あと不潔な状態は「生理的に無理」って思いますよ。

▶荻野　「生理的に無理」っていうのなら，行かなければいいじゃん。

▶ケイコ　でも荻野さんだって，生理的に無理っていうの，ありませんか。

▶荻野　小学校とかにある鳥小屋と一緒のにおいがする家はあったよ。それこそ，おしっこがそのへんに垂れ流しになっている状態。

▶ケイコ　嫌だ，訪問に行きたくない，ってなりませんでしたか？

▶荻野　「わー，これはたいへんだー」とは思ったけど，「行きたくない」とはならなかったな。

▶ケイコ　そうなんですね……。私なんか，ユウウツだなぁって思っちゃう。

▶荻野　そうかぁ……。

▶藤田　樹里ぽはさ，「不潔」という状況そのものではなくて，利用者さんの「今の暮らし」というものに焦点を当てて，利用者さんがそれに満足できているかっていう観点から関係性をつくっているんだよね。

▶荻野　それにさ，不潔・清潔を自分たちの，看護師のモノサシで計ってしまって，「ちょっと綺麗にしたほうがいいんじゃないですか」って言ったら，相手は心を閉ざしちゃうと思う。

▶藤田　それはあるよね。

▶生山　"ごみ屋敷"にしても不潔な状態にしても，その人の生活史の結果であったり，象徴であったりするんですよね。ですから，その状態から私たち訪問看護師が得られる情報もある。とはいえ，ケイコさんの気持ちもわかります。「座るスペースもないな……」という場合もあるから。でも，関係性ができてない段階で「散らかっているから片付けましょう」ということはありませんよね。それこそ私と利用者さんでは価値観が異なるから。スタートは「ここに座らせていただきたいのですが，これを

脇にどかしてもいいですか？」というところからだと思います。特に利用者さんの疾患によっては強く「触られたくない」ものがある場合もある。ですから勝手にどかすのはご法度です。

▶藤田　訪問看護を従事し始めた当初，それで利用者さんに怒られたことあったなぁ。遠い昔ですけどね。

▶生山　やってしまいがちですね。さっき，"生理的嫌悪感"の話が出てきたけど，これはね……仕方ないものだよ。私だってマスクとだてメガネをかけたりして自己防衛しながら訪問することもあるし。

▶安保　生理的な嫌悪はね……。その嫌悪感を表に出すと対立しやすいけど，「窓を開けていいですか」とか「ドアを開けたままにしていいですか」というのは，それほど拒否はされないと思いますね。

　ところで，そうした状態の家にたびたび来る人というのはあまりいないと予想できます。ですから，家の人からすれば大事な人，存在と思ってくれるのかもしれません。もしそうなら，訪問看護師が来る時には精一杯，心の中でおもてなしをしてくれているはず。でも，それを外形的に整えることができない。そんな風に考えて，どこかのタイミングで「もしかして，このお部屋をこうしたいなっていうのはありますか」「もしかして『ここは片づけたい』みたいなところはありますか」って聞いてみると，何らかの答えが返ってくることがあります。私は，それで片付けを一緒にしたこともあります。

♪ 自分の価値観を伝えるを伝えるということ

▶生山　自己開示を使う方法もありますよね。自分はけっこうこの方法を使っています。たとえば「自分はかならず毎朝，掃除機かけないと気が済まないんですよね」と，さりげなく，自分の価値観を開示していく。

▶横山　自分がどのような価値観をもっているかを認識するという意味でも自己開示は大事なことですね。ここで気をつけておきたいのは，「相手も自分と同じ価値感をもっている」と思い込まないようにすること。

▶生山　そうですね。「毎朝，掃除機かける」と伝えるのと，それを利用者にも強要するのといのは，話が別なんです。

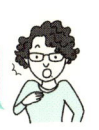

> 毎日掃除しなきゃならないんだったら，私，死んじゃう！

▶一同　笑！

▶藤田　そうやって自分の価値観をうまく伝えていくことで，何らかの言葉が出てきたり，現状を少しだけ動かしていくきっかけとなるような，ちょっとした変化が見えてくるんだよね。

▶生山　ただ利用者さんは訪問看護にやってくる人のことをよく見ているんだよね。私たちの何気ない仕草だったりね。だからこうしたシチュエーションは慎重にならなければいけない。実はこのあいだ，訪問時に利用者さんから「ごめんなさいね。この前は部屋，汚れていて。今日は綺麗にしておいたから」って言われたの。私は「何のことかな」って一瞬思ったけど，ふと思い出したのは，前回の訪問の時に，帰る直前，玄関先で，ズボンの埃をさっと払ったこと。その時は「ああ！　しまった」と思った（笑）。私たちが見ているように，利用者さんもけっこう訪問者の一挙手一投足を見ているんだなって。訪問者を「もてなす」っていう気持ちをもっているんだって，とても勉強になった。同時に，ちょっと気を遣わせてしまったかなっていう反省もあるけど……。

▶安保　なるほどなあ。訪問を受ける人の多くはネガティブな評価に敏感で，すごくするどい。敏感だからこそ，気になりすぎて片付けとか身の回りの整理ができなくなってしまうこともあるしね。

▶生山　そうそう。私が埃を払ったのをみて，「そんな気になるなら，もう来てくれなくてもいいです」って言われてもおかしくなかった局面。

　そうはいっても，本当に「ゴミ屋敷化」してしまったら，やっぱり現実的にそれをどう解決していくか，という問題がでてくる。ほら，近隣とのトラブルの種にもなってくるわけだから。それが高じて，その場所に住めなくなってしまうなんてことも起こりがちだしね。現実的にはじっくり話を聞いていきながら「とりあえず，目立っているところ，本当にいらないものから捨てようか」と「いるもの・いらないもの」を区分していくということになるだろうね。その時，「一緒に行う」というのがやっぱり鍵かもね。ゴミ出しの時間に訪問して，一緒にゴミを捨てに行く

というのはよくやっている。

1つ1つ，大切なモノ

▶ケイコ　そもそもなんで，精神疾患をもつ人の中には，ごみを溜め込んでしまう人が多いんですかね？

▶生山　多いかどうかはわからないけど，私個人的には，そうした状況というのは，その人の頭の中の状況が反映されているんだって思っている。優先順位がわからなくなって，混乱してしまっているのが，生活状況に表れているというかね。

▶藤田　ADHDや強迫神経症の方の場合，単純にモノの収集にこだわった結果ということがいえるし，統合失調症の人の場合は，幻覚妄想に「忙しく」て，部屋を整理するということにエネルギーが割けなくなっているという状態もある。これはケースによって違うよね。

▶安保　何らかの考えに頭の中が大きく占められていると，あるタスクを最後まで終わらせるのが難しくなって，その結果としてゴミが積み重なってしまうのはあるよね。コンビニのお弁当のゴミがあって，これを捨てるためにはあそこのごみ箱までいかないといけない。でも食べ終わった時に，突然何かを思い出して，「どうしよう」「どうしよう」って考えているうちに，不安になってきて。すると何か得体の知れない声が聞こえてきたので，「もう，寝よう」と布団に入って気が付いたら朝。みたいなパターンはよく聞くよね。

▶ケイコ　うーん，やっぱり疾患を考慮しないといけないんですかね。

▶藤田　とはいえ，あんまり疾患に注目してもね。

▶荻野　疾患，という観点も大事なんだろうけど，いろんな人の家のいろんな散らかり方をみて，そのパターンを「わーすごい！」って，楽しんじゃうのも1つの手かもね。1つ1つ，この人にとって大切なモノなんだなって。

　今，訪問に行っている人は，食料の包装紙やペットボトルのシールなんかを全部テーブルに積んであるんです。自分のスペースは確保しておいて，それ以外の場所は山積みになっているの。「何だろうこれ？」って，興味が尽きない。でも，それを見かねてお母さんが捨てちゃうんですよ！

勝手に！

▶安保　それはよくないかも。

▶荻野　あれ、なくなっているって思って聞いてみたら、「この間、私が捨てたんですよ」って、お母さんが。

▶安保　人にはゴミっぽく見ても、原則それは所有物であるから。

▶生山　病棟でもそうですよね。患者さんのモノに触ったり、断りもなく捨てるということはしない。

▶藤田　自分の友だちが家に来て、「これゴミ？」ってぽんと捨てられたら、「何するんだ！」って思うでしょ、普通？

▶安保　どこかに散歩に行って記念に落っこちていた石を持って帰っておいておいたとするじゃない。ある日誰かが来て、「なにこの石ころ、捨てちゃいなよ」って言われたら、とっても傷つく。

▶ケイコ　そう言われたらそうですね。

▶藤田　精神科にかかるような人はゴミとそうでないものを区別することができない人、こちらがやってあげないと何もできない人、っていう考え方だと、そういうことをしがち。

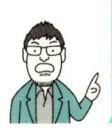

善意からそれをやってしまう支援者もいるよね。「これ片づけておくからね」って。こうした行為の背景には「この人は、できない人」っていう決めつけがあると思う。

▶生山　誤った「奉仕の気持ち」ね。気持ちはわかる。さっき言ったように、そのモノが際限なく積み重なっていっちゃうと、近隣トラブルも起きて、そこに住めなくなってしまうから。「やってあげなきゃ！」って思うだろうね。だから原則的にそのモノに込められた意味をちゃんと聞き取りながら、それを捨てられない気持ちをよく汲んで、本人の納得のうえで、一緒に片づけていくというのが、支援の基本的な方向性だと思いますよ。

▶藤田　そのモノを捨てるためには段取りが必要になりますよね。1つ1つていねいに。最近、「断捨離」なんてことが言われていますが、何でもかんでも捨てればいいといういうものでもないですから。

▶安保　お別れの儀式が必要なのかもね。それも信頼できる人と一緒にする，そのモノとのお別れの儀式が。

▶ケイコ　お別れの儀式ですか……。

▶安保　うん。お別れの儀式。感情や思い出とお別れするには，たぶん作法があるんだ。お葬式や卒業式は寂しい気持ちとのお別れの儀式だよね。同じように，捨てられないモノに思い出や感情があるなら，お別れの儀式をするといいんだよ。いままでありがとう，サヨウナラって。でも弔辞も卒業代表の言葉も聞く人がいないと成立しないよね。だから，誰かと一緒にやるという。

▶ケイコ　確かに，誰かがいてくれたら，お別れできる……かな。

後日の，ケイコさんからのメール

From:Keiko-Nurse<keiko-nurses-houmon@gmail.com>
Date:Thursday, May 8, 2019 18:30
To:'Houmokangostation'<houmonkangostationsaitamama@gmail.com>
Subject:「ゴミ」の意味

ケイコです。あの，部屋が「たいへんなこと」になってきている利用者さんのところに，何度かこの方に訪問している居馬さんに同行してもらって，行ってきました。正直，私とこの方では，まだ信頼関係みたいなものができていないと思ったので（たぶん，私は私の価値観に強く縛られすぎて，この利用者さんとは距離ができてしまっていると思う）。

居馬さんが一緒にいるという安心感もあって，「自分の場合，部屋がいろんなもので散らかっていると，気分が落ち込んじゃうんです」と，教えてもらった「自己開示」ができました。すると利用者さんは「私も……」と答えてくれました。そこで「じゃあ，掃除……！」と言いかけたところで，居馬さんが私の言葉を制止しました。「せっかくのチャンスじゃん！」と思いましたが，居馬さんは「この部屋の中で，何か触れてほしくないものありますか？」と聞きました。すると利用者さんは，信頼する友人からのプレゼントであるという，〈インドのお守り〉が埋もれているであろう一角を指さし，「あそこのゴミは，捨てないで」と言いました。私は「大切なものだったら，ゴミに埋もれていたら，嫌じゃないですか」と聞くと，利用者は「大切なものだから，隠しているの」と答えました。そうです。ここまでゴミが増えてしまったのは，その〈インドのお守り〉を隠すためだったのです。それを隠すために，ゴミでガードを作っているうちに，それが部屋全体に広がってしまい，手の施しようがなくなっていったのです。そこで〈インドのお守り〉がある一角だけゴミを残し，残りは次の訪問時に手分けをして捨てることになりました。私は利用者さんに，「私，ここに散らばっているのを『ゴミ』だとばかり思っていましたが，大切なものをガードしてくれていたんですね」と告げると，静かに微笑んで「そうなのよ。だから，何だか，このへんのモノを捨てづらくって」と話してくれました。次回の訪問は時間をずらして，ゴミ収集が来る朝に行くことになりました。

自己開示とIメッセージ

精神科の患者さんに限らず，自分の発言や仕草，行動などを相手から否定されたかもしれないと感じると，自分を全否定されたような気持ちになるものです。そのため自分の感情や思いを伝える前に，看護師自身が何に対してどんな思いや感情があるのかを自覚しておくことが大切です。また，感じたことをどのように伝えるかを考える必要があります。伝え方を考えるときに重要なのが，「相手はどのような人なのか，どのように伝えるのがよいのか」ということです。これがひいては，「相手を知ること」につながると思います。

「相手を知ること」は，信頼関係の構築の基本なので，私たちは相手の話をよく聞こう，思いを受けとめようと行動します。同時に，利用者さんも，「看護師について知る権利」があります。私たちは相手を知るための情報収集は一生懸命に行いますが，自分を知ってもらうために相手に一生懸命に情報提供をしているかと問われると，「はい，しています」と言える人は少ないのではないでしょうか。相手を知るためにも自分を知ってもらうことは大切です。

その方法の1つが自己開示です。自己開示というと，抵抗感を感じる方も多いかと思います。自己開示はすべてをさらけ出すことではなく，相手を知るために自分の価値観や考え方を知ってもらうために行います。自己開示の方法を知ると，さまざまな場面で活用できます。特に，日常生活に関する支援では役に立つでしょう。看護師が感じた目の前の問題に対して，相手はどう感じているのかを知る。そのために自分の価値観を提示することで，相手の評価基準（物事を判断する物差し）もわかります。もしかしたら利用者さんも同じように感じていても，行動化できずに苦痛を感じているのかもしれません。自分の価値観を提示することで相手の価値観や思考傾向を知ることができ，価値観の相違をお互いに認め合うことができるきっかけになるはずです。

そして，感じたことや思いを適切に伝えるのに効果的と言われるのが「I（アイ・私）メッセージ」というコミュニケーション方法です。Iメッセージ

は自分の本音をきちんと伝えながら，一方的にならないよう相手の本音を聞くことです。Iメッセージを伝えるには，「自分自身が具体的に何を感じているのか」を述べるとよいといわれています。今回の相談のように，精神科訪問看護では看護師が受け入れがたい環境に遭遇することが多いと思います。そうするとどうしても，「なんでこんな状態なんだろう」と感じ，つい，「もうちょっと変えたらいいのに」という相手の行動を変えようとする言葉を発してしまいがちです。これはIメッセージに対して，YOU（ユー・あなた）メッセージといわれます。YOUメッセージは，非難や指示などに使われることが多く，相手の強い反発を受けやすいものです。そのため今回の相談のように部屋にモノが溢れている状況では，部屋が散らかっていることに対して，「ちゃんと部屋の掃除をして快適に過ごしたほうがいいですよ」というようなYOUメッセージを伝えると，利用者は「余計なお世話だ」と心を閉ざしてしまうかもしれません。むしろ「私の場合，部屋がそこそこ片付いてないと，何だか心が塞いじゃうんですよね」というIメッセージを伝えるほうがよいでしょう。

　自分の価値観などを自己開示する，自分の本音をI（アイ）メッセージで伝えるということは，似ていますね。利用者（相手）の価値観を知り，看護師（自分）を知ってもらうということで，お互いが自分の感情に気づくことができ，同時に相手の感情を知ることができるというメリット（プラスの感情）が生み出されるということです。このプラスの感情が，相手に自分を受け入れてもらえたという安心感や信頼感を生むことになるでしょう。

　訪問看護師が利用者に喜んでもらうことがうれしいと感じるように，利用者も看護師に喜んでもらうことはうれしいのです。モノが溢れている環境でも，隠すことなく招き入れてくれたことはうれしいことですよね。困ったこと（モノが溢れている）よりも，まずは，「今日も（は）訪問看護を受け入れてもらえてうれしい」という気持ちを自己開示する，Iメッセージを伝えることから始めてみましょう（生山佳寿美）。

他者理解のための自己理解

人は「他人と自分は同じ」と思いがちですが，人には異なる生い立ちがあり，育った地域文化も異なります。「他人と自分は違う」ことこそが，人間の特性です。同じような状況におかれても，人の反応が自分と同じとは限らないわけです。

イギリスの劇作家であるバーナード・ショウ（1856-1950）は，「あなたがほかの人々にこうしてほしいと思うことを，ほかの人々にするな。なぜなら，彼らの趣味はあなたの趣味と同じではないかもしれないのだから」という名言を残しています。何を大事と思うか（価値観）や，物事を決める順番（判断基準）は，1人1人違って当然なのです。

実際，私たちは他者の生活や人生をイメージするとき，自分自身の体験や関心にもとづいて行います。理解や表現の仕方には，「その人らしさ」や「ものの見方の傾向」が現れます。つまり，人を理解しようとするときは，自分自身をスクリーンにして，相手を映しながら理解しようとしているといえます。ですから，自分というスクリーンが曇らないようにすることが必要であり，そのためには自分自身の傾向や特徴を知っておくことが，他者理解につながるといえます。正しい他者理解のためには，まず自分の価値観や判断基準を認識しておくことが必要なのです。

それでは，自己理解はどうしたらできるのでしょうか。心理学者のジョセフ・ルフトとハリー・インガムは対人関係の研修で，人間の内面にある4つの特徴を，「ジョハリの窓」として提唱し，対人関係や自己理解に利用されています。具体的には，自分自身の特性を「4つの窓」（開放，盲点，秘密，未知）に分類したものです。自分が「わかっている・わからない」側面と，他人が「知っている・知らない」側面があります。これらの組み合わせで，「開放の窓(open self)」「秘密の窓(hidden self)」「盲点の窓(blind self)」「未知の窓(unknown self)」となります。対人関係にかかわる支援者であるならば，特に自分も他人もわかっている，「開放の窓」の部分を広げることです。自分自身がオープンになることで，対人関係づくりが楽になります。

この「開放の窓」の部分を拡げるためには，自己開示をしながら，積極的に自分を伝えるように努めることです。また，他者から自分に対するフィードバックをもらい，それを素直に受け入れることが必要です。また，心理テストなどを使って，自分を知るという方法もあります。

　看護教育でよく使われるのが，アメリカの看護理論家であるペプロウが考案した，プロセスレコード（「再構成」ともいいます）です。プロセスレコードは，自分と患者（利用者）とのやりとりの1場面を振り返り，その時の言葉をそのまま再現（再構成）する記録様式です。このプロセスレコードを使うことで，客観的に振り返る練習ができます。いつも，「患者との間で何が起きているのだろう」と振り返ることで，自分の状況だけでなく，「その自分を見る自分」という，第2の視点を獲得していきます。この「外部の視点から見る」「距離をおいて見る」「他者の立場から見る」視点が，対人関係において，とても重要なのです。この振り返りは，リフレクションともいわれ，人材育成の分野でとても注目されています。

　また，自分の特性，長所，短所などを知る目的で，卒業した学校の先生や，同じ職種の先輩などに悩みを打ち明け，自分が気づきにくい部分に対して指導を受けるという方法もあります。これを「スーパービジョン」といいます。普段から信頼のできる先輩などに，定期的に相談できると，支援者としての成長やケアの質の向上をはかることができるのです。

　埼玉県精神科アウトリーチ研究会で行っている「埼玉県精神科事例検討会（p.204〜）」も，自分たちのケアを振り返り，気づきを得る場といえます。仲間関係の対等な立場であるため，「コンサルテーション」の場であるともいえます。互いに批判するのではなく，自由に意見を言い合える場です。ぜひ，こうした場に積極的に参加して，自己理解を深めるとともに，支援者としての成長や援助の質の向上をはかっていただきたいと思います（横山恵子）。

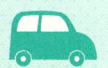

「お医者さん」に身構える
―医師との連携だけではないのです

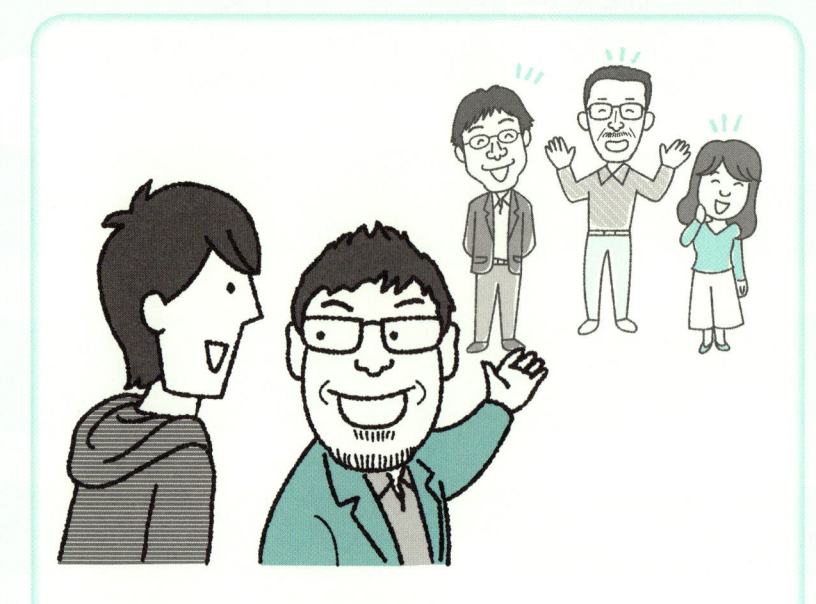

トライアル版の事例検討会が開催された日の打ち上げの席で

今日の事例検討会，すごく勉強になったよ。

 ね，来てよかったでしょ。

仕事のことを相談できる場って大事だよね。みんないろいろ課題を抱えてるけど，がんばっているんだよね。

 ほんと連れてきてよかった。最近，悩んでたからねタロウさん。

ありがとう，誘ってくれて……でもさ，今日来ていた竹林先生の話を聞いていたらさ……。

 すごくいい話だったよね。あんな先生が身近にいたらなって思う。

そこなんだよ。竹林先生みたいなお医者さんだったら，一緒に仕事をしやすいんだけど，現実はそうではないし。

 まあね……。

この前も言ったよね？ 利用者さんの今後について相談しても「そうですか。では服薬状況をよく観察して……」としか言ってくれない先生。話を詰めようにも，こちらは変に気を遣ってしまうし。なかなか，コミュニケーションがとれないんだよね。

 でもその先生，地域ケアに関心がある先生なんでしょ？

だからこそ，もどかしくって。もっと細かく相談できたらいろいろとうまくいくのに。僕たち訪問看護からうまくアプローチできないかなって。

おつかれさま！ あれ？ どうしたの暗い顔して。

 今日の話はすごくよかったです。来てよかった。竹林先生の話も，とってもよかった。あんな先生が身近にいたら，訪問看護もやりやすいなって，タロウさんと話していたんです。

言いたいことはわかるよ。看護師にとって，いつもそのことは議論になるからね。どう？ この後，今後の事例検討会の本格実施に関して竹林先生と打ち合わせをするから，課題に思っていることを率直にぶつけてみたら？

いいんですか!? ありがとうございます！

私たち訪問看護師は日々，利用者の生活状況を見ており，その変化をつぶさに観察し，細かい変化を捉えている。ただ訪問看護だけでは対処できないこともあるし，他職種との相談も欠かせない。その中ではやはり医師との連携は大きい。それに医師がもっと積極的に動いてくれれば，という局面も多い。しかし看護師にとって医師はやはり近くて遠い存在。たとえば利用者の服薬している薬に関して懸念があっても，「処方は医師の領分なので，あまりモノを言えないな……」と感じてしまうし，知識的にもうまく伝えられる自信もない。おそらく医師のほうも地域ケアに関心をもっていて，私たち訪問看護師に対して「（訪問看護師は）こんな風にコミュニケーションをとってくれると，こちらとしても動きやすいのに」と思っていることだろう。そこの隙間がうまく埋められないものか。「医者にはもっと地域ケアに積極的になってほしい」と考えなくはないけれど，それにはは私たち訪問看護師がもっとうまくアプローチしなければいけないのだと思う。ということで，医師への効果的な働きかけの方法について，ヒントがもらえるとうれしい。

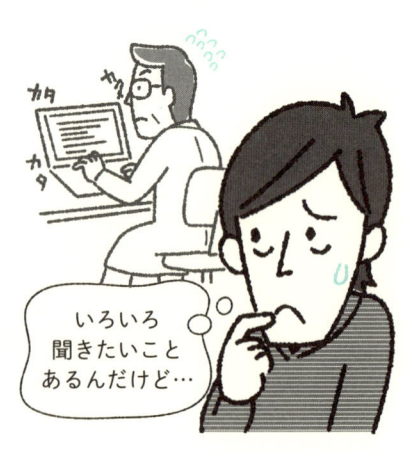

いろいろ聞きたいことあるんだけど…

医師に対して身構える

▶竹林　タロウさん，やっぱり，医師への苦手意識みたいなものがある？

▶タロウ　竹林先生の前でなんですが，苦手意識というか，ちょっととっかかりにくい人もいるのは事実です。

▶藤田　たくさんいるでしょ？

▶タロウ　そんなにたくさんはいませんよ（笑）。

▶藤田　うそぉー？　いるでしょ？　正直に言いなよ。これ僕の偏見かもしれないけど，看護師にとって「お医者さん」というブランドは拭い難いものがあると思う。僕にも少なからずそういう感覚はある。僕は竹林先生のこと“竹ちゃん”なんて言っているけど，やっぱりどっかで「本当にいいんだろうか？」って感覚はあるよ。これだけ関係ができていてもね。

▶竹林　そうなの？

▶藤田　そうですよ。こう見えて僕，繊細なんですから。

▶タロウ　うーん……。「この先生，地域ケアに関心があるのかな？　積極的には訪問看護を理解してくれていないのかな」と疑問に思っちゃうような先生もいるっていうことです。「先生，どう思うんですか？」って踏み込めないのは，いま藤田さんがいった苦手意識というか，「お医者さん」ということで構えてしまうのはあるかも，です。

▶竹林　まあ，変わった人もいるかもね。いまタロウさんが言ってくれた「訪問看護を理解してくれていないのかな」ということに関してだけど，僕の場合はね，「助かった」と思えるような経験をしているから，訪問看護への見方が変わってきたんだよね。そうした経験をすれば医者も変わってくると思うよ。だから安心して。

▶藤田　それはそうかもしれない。

▶竹林　精神医療も入院医療から外来通院・地域ケアへと段々と変わってきて，「訪問看護って，やっぱり必要なんだな」と思う医師も増えているよ。今は，ちょうど過渡期なんじゃないかな。

▶藤田　変わらん医者もいますよ。

▶安保　こら，藤田さん（笑）。

▶竹林　それは医者だけじゃなくて，誰だってそうじゃない。どんなに経験を積んでも変わらん看護師だっていっぱいいるわけだから。

▶横山　そうそう。

主治医とのコミュニケーションのとり方

▶タロウ　何だか安心して相談できそうです！　それで……，私たち訪問看護師は，原則的に，訪問看護指示書を基に利用者に訪問するわけですよね。

▶藤田　そうだね。

▶タロウ　だとすると，その指示書に書かれた内容を超えたところでの判断が難しくて，どうしても主治医と連絡を入れないといけない局面もあると思うんです。自分たちの判断だけでは，責任を負いきれない部分もありますし。

▶藤田　うん。

▶タロウ　でもそもそも主治医と連絡がつかないし，病院のPSW（精神保健福祉士）に伝えても，うまく主治医まで内容が届かない場合も多くて。

▶藤田　伝えたい内容って，たとえばどんなことだろう？

▶タロウ　現状，出されている処方の内容によって，あきらかに患者さんが調子を崩していたり。もちろん，薬に関することに限らず，患者さんの状態が悪化して訪問もままならなくなってしまったり……。

▶藤田　主治医への"報告書"に起こっていることを書いてはいるわけだよね？

▶タロウ　はい。

▶藤田　どうです？　竹林先生？

▶竹林　訪問看護の内容が，報告書を読むだけで手に取るようにわかる場合もあれば，ただ「訪問しているんだな」くらいのことしかわからない場合もあるんですよ。書き方によってね。だから僕も「最近の病状というのはこういう感じで，こういう風に具合が悪くなってきてるから，注意してください」と，できるだけ詳しく書くようにしている。

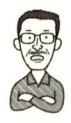 でもね，指示書と報告書のやりとりだけでは，ニュアンスが伝わらない場合がすごく多い。

▶タロウ　やっぱり，そうなりますよね。

▶竹林　カンファレンスのような形で，訪問看護師や利用者さん，ほかの支援者が一同に会することができれば，情報収集としては有意義なんだけどね。

▶藤田　それはもちろんそう。

▶竹林　紙の上での情報交換では内容が限られる，どうしても。

▶藤田　そうですね。報告書は1か月に1度，指示書も下手をしたら半年に1回でしょ。だから全然，情報交換がないまま，訪問看護が進んでいくということが起きてくる。

▶タロウ　そうなんです。そこで，困った事態が生じた時に，迅速に主治医とのコミュニケーションができないのが，もどかしい。

▶藤田　ね。間髪入れずに主治医に電話して，「先生，今日，訪問に行ってきましたが，○○という状態になってるんですよ」と，その日に言えるか言えないかで違うし。

▶横山　そのあたり，安保さんはちょっと違うスタイルよね？

▶安保　そうですね。竹林先生が仰ったように，カンファレンスをもつほうが有効だというのは賛成。でも，「即，電話をする」というのは私は極力避けるようにしています。あらかじめ約束された時刻に電話するのはありなんですけどね。

▶竹林　そもそも診察中に電話は出ないからね。

▶藤田　ああ，それもそうか。

▶安保　私は，診療時間とわかっている時間帯に電話をしたことはないです。医師の診療時間を奪うというのは，私の中ではご法度なので。それは私たちもそうじゃないですか，訪問に行っている時に，電話がかかってきたら中断しないといけない。これはできれば避けたいですよね。ただ，カンファレンスが有効といっても，それぞれの事情で月に1度集まることができれば御の字というのが現実だと思います。

▶タロウ　じゃあ，どうしたら……？

▶藤田　どうしようかね……。樹里ぽはどうしている？

▶荻野　病院に勤めていた時期から知っている医者だから，気になったことがあった時に「ねえ，○○さん！」って電話しちゃっているな。安保さんの話きいて，配慮が必要なんだって思いました。

▶藤田　いまさら！　樹里ぽの場合，職種関係なくその組織に入った順

から先輩・後輩だからね。ある意味すごいよ。

▶タロウ　独自のルールですね……。

▶藤田　見習っちゃ，だめよ。

▶タロウ　はい。

▶荻野　この間なんかよっしーにLINEで「薬は飲んでないからいらないと思います。最低限でいいと思います。あんだけ処方する必要はないと思います」て書いたら，「了解」って返事がきた（笑）。

▶安保　よっしーって誰？

▶荻野　主治医。

▶竹林　その感じ，いいねぇ。

▶藤田　いい，かもしれないけど，参考にならないよ，それは樹里ぽとその先生の関係だからできること。

▶タロウ　私だったら言えませんね……。で，指示書や報告書のやりとりでは細かなニュアンスが伝わらないし，カンファレンスも有意義だけど頻繁にはできない，となると，どうしたらいいんでしょう。やっぱり荻野さんを真似して……。

▶藤田　だめだめ（笑）。

▶安保　患者さんへのアプローチを通じて考えていくのが現実的ですし，私はそうしてます。

▶藤田　そうですね。一緒に主治医への手紙を書くとか，利用者さんが受診時にちゃんと伝えられるようにアプローチをするとかね。

▶安保　手紙を持っていってもらうというのはやったことがありますね。訪問看護の中で利用者と話したことを，主治医に「こういうこと話しました」と見てもらうために。

▶ケイコ　すいません，実は私もタロウさんと同じモヤモヤを抱えていて……。訪問している利用者さんにあきらかに幻聴があって，睡眠もとれていないんです。でも主治医の前では「大丈夫です。幻聴なんてありませんし寝られています」と話すばかりで，薬が全然変わらないのです。私としてはまずは睡眠をとってほしいので，もう少しだけ，追加の薬ほしい。でも電話しても先生は出てくれないし，クリニックのPSWに伝えても，「薬の調整は先生がなさることです」と言われて……。メモを利用者さんにもっていってもらっているんですが，事態が変わらないのです。

▶竹林　医者の前だと実際のところを話さない，というのはよくあることだよね。代わりに家族が伝える，みたいな。たとえば，同行受診は考えてみた？　家族が一緒に診察室に入ってくるというのと一緒で，訪問看護師が利用者さんに了解もらったうえで，医師と会う。

▶横山　同行受診で，主治医と顔を合わせる機会ができれば，主治医との間に関係ができますね。医師も「この人が訪問しているんだ」ということがわかれば，たとえばどうしても電話をしなければいけない局面でも，対応してくれるようになるっていうのはあるんじゃないかな。

▶ケイコ　同行ですか……。なんかハードルが高いような気がする。

▶タロウ　そうですね。「いいのかな，そんなことして」って思っちゃうな。

▶安保　難しく考えなくても，その人が普段，どんな日程と方法で通院しているのかについて，訪問の時間を利用して同行することで理解を深める。それだけのことのような気がしますけどね。

「何かあったらすぐ」医師に連絡？

▶ケイコ　うーん……。たとえば，訪問時に緊急的に主治医と話したいという時には……。

▶安保　逆にうーん，なんだけど，訪問看護の場合，その「緊急」，たぶん状態の悪化ということなんだろうけど，その前の，早い段階で何らかの対応ができたはずじゃない？　早い段階で気になっていることをチームで共有して，実際に同行受診が必要と判断できればその段取りを組むことで，緊急じゃなくて予定ある行動にできるよね。「その時その場でたいへんだ」ということに焦点を当てると，結局のところ，医師も「こうなる前に言ってよ！」という反応になるんじゃないかな？　「なんでそれができなかったの」って責めているわけじゃないよ。「その時その場でたいへんだ」っていう話がこの相談の中心になってしまうと，「それができなかったケイコさんの問題」っていうように個人の問題になってしまう。これは，その前にできる「普段からのかかわり」の大事さと，緊急ではなく段取りをとる大事さを強調する意味で，こんな言い方をしているんだけど。

あと，これは訪問看護を行ううえで看護師が考えておいたほうがいいことなのですが……。

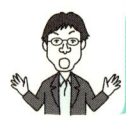 看護業務における「診療上の補助」と「療養上の世話」で迷ったときには，「療養上の世話」のほうが優先されるのではないかと個人的には思っています。

タロウさんの元々の相談であったり，先ほどケイコさんが話してくれた「薬がもう少し処方されたほうがいいんじゃないか」というのは，「診療の補助」に関する話ですよね。つまり，診療行為をする医者をサポートするために意見をしている。でも，私たち訪問看護師は利用者さんを訪問し，利用者さんの暮らしに密に接しているのだから，どちらかといえば「療養の世話」のほうに重きを置くのが自然なのではないでしょうか。そのうえで，先ほどの薬の話を考えるなら，薬に関して利用者本人が何らかの希望をもっているのならば，それをアドボケート（権利擁護）する。

考えてみてください。診療の場面で利用者がそのことを医師に伝えていないということは，本人としては言いたくないという可能性もありますよ。その「言いたくない」という気持ちはどこからくるのか，何がジレンマになっているのか，そういったことを理解するプロセスを大事にしたほうがいいんじゃないでしょうか。

▶横山　だから，まず利用者へのアプローチありき，で考えると。

▶安保　そうです。

▶横山　医者にというよりはまず本人へのアプローチ。その方法を考えるという。

▶安保　はい。訪問看護は患者さんの味方である必要があります。患者さんの現在と未来のためにケアや医療がある。そうした観点から「医師への働きかけ」を考えるとすれば，「困ったらすぐ電話！」という考えにはならないはず。患者さんの代弁者としてどのように振る舞うべきか。指示書の通り動いて，何か事があればすぐに医師に報告する，という発想とは違う，精神科訪問看護師の機能を考えてほしいなって思います。もちろんこれは，医師から指示書の内容を無視しろって言っているわけ

じゃないですよ，念のため。

▶ケイコ　それはわかっています。

▶竹林　まあ，指示書1枚で訪問看護にこちらのやってほしいことを表現するのは極めて難しいものですからね。「服薬の確認をお願いします」だけであればいくらでも書けますけど，本当にその利用者さんに関して見てほしいところ，サポートしてほしい部分，あるいはこちらがどのあたりが問題だと思っているか，それを，指示書に書き込むのは，とても難しい。

▶ケイコ　だとすると，やはり訪問看護師が指示書からそうしたニュアンスを読み取るのは難しくって，余計に「いまこの利用者に訪問看護で行っている内容は合っているのかな……。一度指示を仰いだほうがいいんじゃないかな，後で怒られたりしたら嫌だな……」って思っちゃいます。

▶安保　そうした不安が出てくるのはわかります。でも，「不安だから自分が医師につながなきゃ」というのは，短絡的というか，もう少し立ち止まって考えるべきじゃないかって思いますね。

▶横山　医師の力を過信しているというかね（笑）。

多職種での連携を意識する

▶安保　利用者を取り巻く支援者は看護師と医師だけじゃない。その人を取り巻くエコマップを広く捉えることで，タロウさんやケイコさんが抱いている種類の不安はある程度，解消されるんではないでしょうか。

▶ケイコ　エコマップ？

▶安保　エコマップ。利用者を取り巻く社会資源のネットワークの地図ですね（コラム p.143〜）。利用者さんにとって関係がある人や機関はどうようなものか。その中に訪問看護師自身や医師，家族や知人が含まれる。病院や作業所，利用者さんのよく通うなじみの場所もそれに含まれる。それぞれが線でつながれている中で，訪問看護師—利用者—医師という線がもっとも太い場合もあれば，さまざまな矢印がさまざまな機関や人に繋がっている場合もある。その線（ネットワーク）の中でどのようにパスを出していけば，望ましいゴールに至るか。これは状況によっ

て異なります。

▶横山　利用者を取り巻く諸々の支援をエコマップとして見ていくと，「すべて医者に解決してもらわないといけない」というようなプレッシャーは少なくなりますね。看護師1人で悩まなくなるというかね。

▶安保　もちろん医師は重要な1ピースではあるけれど，あくまでその利用者を取り巻く多くのピースのうちの，1つのピース。特に精神で診療しているってことは，福祉のほうのサービスのほうも使えるわけだから，他につながりも十分利用可能なはずなんです。

▶ケイコ　そう考えると，何がなんでも「医師を動いてもらわなきゃ！」って気持ちは薄らいでくるような気がする。

▶タロウ　確かにね。俯瞰的に全体を見られるようになりますね。

▶生山　これまでの話を聞いていて，利用者さんを巡る各機関・各職種の連携の薄さや欠如が，象徴的に医師との連携の薄さや欠如として表立っているような気がしました。

▶ケイコ　そう言われれば，そうかもしれない……。

▶生山　それに医師—看護師関係だけのラインばかりを重要なものだと強調すると，それはそれで治療上，問題が出てくるんじゃないかと思います。

▶藤田　それは大いにある。

▶安保　看護師のアセスメントにのみ依拠して医師が薬を増やす，あるいは看護師がそうした道筋を作ってしまうという図式ね。

▶藤田　不必要な隔離・身体拘束もその図式で生じる。

▶竹林　本来はちゃんと確認すべきところを，医者も何も確認せずにその見立てに従ってしまうこともありますしね。

▶横山　看護の見立ては患者／利用者を知るための一側面でしかないにもかかわらず，それのみの情報が目立ってしてしまう。

▶藤田　訪問看護の場合だってそうだよ。「医師の了解を得た」あるいは「医者の指示だから」と，利用者の生活を制限するような訪問看護をしてしまう可能性だってある。

▶竹林　情報が医師と看護師以外に共有されないために，かなり偏った見方になってしまって，結果的に利用者の療養生活に悪影響を与える，ということはありますね。

▶横山　医師も看護の見方だけを信頼していくと，偏ってしまいますよね。

▶藤田　反省を込めて告白するんだけど，かつて医師を説得してしまうことで利用者さんの診断名が変わったことがある。このケースでは結果的に問題は生じなかったけど，振り返ってみると，すごく危険。

▶横山　そういった意味でも医師—看護師というラインも大きなネットワークの1つの部分なんだっていうことを，常に現実として認識しておくことですよね。

▶タロウ　だとすると，私たち看護師がそのネットワークの一員としていかに多職種との連携を図っていくか，という方向で訪問看護をとらえていく必要がありますね。

▶藤田　その通り。

▶生山　だから，訪問看護指示書が医師から出されるという現実はあるとしても，対医師との関係をどう活発化させるかという点にばかり終始してはいけないと思います。医師も含めた支援のネットワークをどう活性化するか，ちょっとその視点もほしいなと思っています。

▶藤田　そうなんだよね，ただ生山さんもよく理解していると思うんだけど，介護保険の場合，ケアマネジャーがコーディネートをして，その枠の中で訪問看護を含めた職種間連携が行われるのに対して，医療保険の訪問看護の場合は，医師からあるいはPSWから直接指示が下りてきて開始されるので，他職種と連携を取ろうにも，誰に相談して，誰に音頭をとってもらうか，というのが，かならずしも明確ではないんだよね。現状，相談支援専門員がその役割を担うことにはなっているけど，すべての利用者さんに相談支援専門員がかかわっているわけでもないし，人員的な制約もあってうまく機能しているとは言い難い面もある。結果的に，話が元に戻るけど，医師への連絡ラインが非常に重視されてしまう。

▶横山　そこは，単純な言い方だけど，その地域の中で，地道にネットワークを開拓していくしかない。

▶ケイコ　ちょっとハードルが高そう。

▶横山　かもね。藤田さんと安保さんでこの訪問看護ステーションを立ち上げる際に，病院やクリニック，作業所なんかの地域施設にどんどん顔を出して，開拓していったじゃない？

▶藤田　そうね。200〜300か所くらい行ったかな。

▶安保　福祉や行政だけじゃなく，家族会なんかにもよく顔を出していましたね。

▶横山　そうした地道な活動によって徐々に徐々にネットワークの輪が広がっていって，医師―看護師だけで完結するような，閉塞的ではない支援の体制ができあがっていったんですよね。ただ，そうした役割をケイコさんやタロウさんに担わせるのは，酷かもしれないけど。

▶藤田　やれるでしょ？　できるできる！

▶ケイコ　うーん……。

▶タロウ　人見知りのところあるからなぁ，私。

▶荻野　私も。

▶藤田　……，樹里ぽはさておき，僕たちがこれまで作ってきたネットワークに乗っかって，自分たちも小さなところから開拓していくというのもありだよね。僕たちだってやれる範囲は限られているんだから，それは大いに助かるよ。

▶荻野　ちょっと真面目に言いますけど，利用者さんから教えてもらえばいいんですよ。

▶安保　社会資源を教えてもらうってことね。

▶荻野　私はこの地域に土地勘がないからどこにどのような社会資源があったり支援者がいたりするか，訪問看護を始めたときにはまったく知らなかった。病棟勤務も長かったしね。でもさ，利用者さん聞いてみると，意外にといったらおかしいけど，かなり知ってるんですよね。

▶藤田　そうなんだよね。だって自分自身の生活にダイレクトに関連することだから，情報をたくさんもっているんだよ。

▶荻野　精神科看護って患者さんから学ぶことって多いじゃない？　それと同じで，どんな社会資源があって，この土地にどんなネットワークが潜在しているか，利用者さんから教わるというのも1つの手だよ。ぶっちゃけて聞いてみる。「私，ぜんぜんわかってないんですけど，○○さんにかかわっている支援者ってどんな人たちがいるんですか」って。で，教えてもらったら，「どうも〜」って挨拶に行っちゃう。

▶生山　そうですね。自立支援医療に関連して「あの，このお金ってどうやって出ているんですか」って聞いて，結果的に役所のスタッフにつ

ながるとかね。

▶安保　ケイコさんもタロウさんも，普段訪問する中で，利用者さんがよく顔を出す場所とか把握しているよね？

▶ケイコ　してますね。でも，近所のゲームセンターとかですけど……。

▶藤田　それだってその利用者さんにとっては立派な社会資源だよ。

▶安保　そうそう。

▶藤田　いやぁ，樹里ぽ，ナイス。利用者さんに聞いちゃうというのはいい提案。

▶荻野　やる時はやるんです！

▶藤田　でもお医者さんにため口はナシよ。敬意をもって接さないと。

▶荻野　藤田さんも竹ちゃんに竹ちゃんって言っているじゃないですか。

▶藤田　竹ちゃんはいいんだよ。僕が言うぶんには。竹ちゃんとは言うけど，ため口で話すことはないよ！

▶竹林　あまり名前を連呼しないでくれるかな……。

▶タロウ　……今日，相談ができてよかったです。私自身「お医者さん」への苦手意識もあって，どうしても注意が医師のほうに向きすぎていたのに気がつきました。そうですよね，そう考え始めてしまうと，「支援がうまくいかないのは医師との連携がうまくいかないせいだ」って思っちゃいますし。もっと広く，利用者さんと取り巻くネットーワークに自分を位置付けて考えてみようと思います。ありがとうございました，みなさん。特に，……竹ちゃん。

▶竹林　ん？　なんか聞こえたけど。まあいいか（笑）。

From:taro-houmon<taro-houmonseishin@gmail.com>
Date:Thursday, April 8, 2019 18:30
To:'Houmokangostation'<houmonkangostationsaitamama@gmail.com>
Subject:**あの先生の姿が**

先日は相談に乗っていただきありがとうございました。あれから，自分の訪問看護を振り返り，反省しました。「医師とうまくコミュニケーションできていない」というモヤモヤは，自分の視野を狭くしてしまっていたな，と。そこで，ある利用者さんの訪問の時に「もしよろしければ〇〇さんが通っている作業所に一緒に同行させてください」とお願いし，快諾してもらいました（利用者さんはちょっと驚いていましたが）。この作業所のことは利用者さんから聞いていましたが，お伺いするのは初めてのこと。作業所のスタッフに，作業所でのこの利用者さんの様子を聞いてみると，訪問時との様子の違いにびっくり。それに作業所のスタッフが考える今後のこの利用者さんに必要な支援内容にも，「そんな見方があるのか」と感銘を受けました。また作業所のスタッフからは，今後，この利用者さんのことで気がかりなことがあったら相談させてほしいと頼まれ，「それはこちらも同じです」と，連絡先を交換しました。

作業所からの帰りがけ，別室での作業をふと覗いてみたところ，見たことのある男性の姿が。「あれ？　知り合いの利用者さんだっけ」と思ったその瞬間，その男性が以前に訪問の依頼を受けたクリニックの先生であることに気が付きました。利用者さんに聞いたら，その作業所の運営にかかわる理事をされているそうなんです。普段，ムスッと診察室に座って，とっつきにくい印象しかなかった先生が，作業所で利用者さんと一緒に黙々と作業をしている姿（まあ，同じようにムスっとしていましたが）。目礼だけして作業所を後にした帰り道，素直に「自分も作業所スタッフもあの医者も，利用者を支援するネットワークの一員だったんだと」と考えることができました。

ジェノグラムとエコマップを使うと見えてくるもの

　家族の内的・外的構造をアセスメントするものとして，ジェノグラムとエコマップの2つがあります。比較的簡単に描くことができ，一目で多くの情報を得ることができるものです。ジェノグラム（家系図）は，家族の内的（世代間関係の）構造を示す図です。3世代を含めた家族の構造を描くことが望ましいとされています。家族員とその人間関係を盛り込んだジェノグラムは，家族の内部構造をアセスメントするのに有効なものです。

　家族構成の歴史（家族の病気や結婚・誕生・別居・離婚など）や家族構成の現状（年齢・性別・同居・兄弟関係など）からの，その家族の思想（考え方），不自然なことなどを読みとることができます。また家族支援を行うに当たってのキーとなる人物を見つける材料ともなります。複雑化している家庭環境を，言葉で理解するのが難しいものも，ジェノグラムを作成することで，目で見てシンプルに理解しやすくなります。

　エコマップ（家族の外部構造）は，家族のソト，すなわち外部構造やその関係性をアセスメントするのに有効なものです。その家族の外部構造における重要な人物，グループや組織との関係性の全体像を表すものです。家族員が，外部とどのようなつながりをもっているのか，つながりが強固なのか，あるいはストレスを生じているのか，支援的なのかなどを図示することでソーシャルサポートネットワークの広がりを確認できます。

　エコマップではさらに家族の経時的な変化を描くこともできます。結婚，死別，疾病の発症などの出来事があった際に描くことで，そのことを通じての家族の外部構造の変化を確認できます。描き方は，大きな円の中に各家族成員をジェノグラム方式で描き，次に家族成員が接触している外部システム（親戚・福祉施設・学校・会社・訪問看護師など）を家族の円の外に描き，家族成員と外部システムとの関係性とその程度を示します。描く者の主観により関係性のとらえ方はさまざまなためジェノグラムに比べて描き方の自由度が高いといえます。また，経時的に比較や確認する際には，記載者や記載日を記入します。

　ジェノグラムとエコマップの描き方は**図1, 2**の通りです（林 裕栄）。

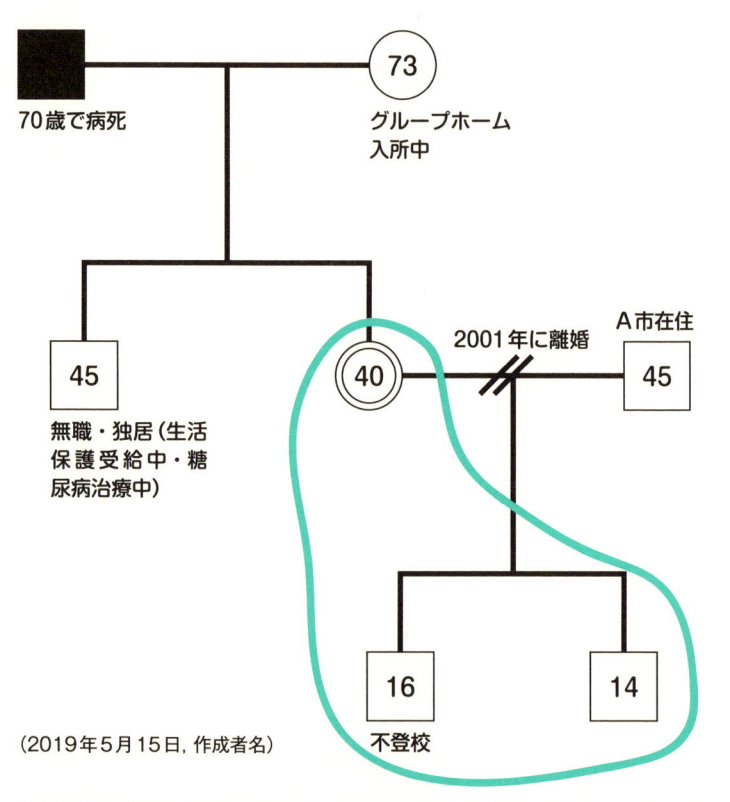

（2019年5月15日，作成者名）

①男性は□，女性は○で表現する。性別不明は△（主な対象となる人物は二重の□もしく
　は○とする）。
②年齢は図に記載（もしくは図の下に記載）。
③死亡者は図を黒く塗りつぶすか図に×を入れる。
④婚姻関係は□−○，別居は□≠○，離婚は□≠○，内縁□……○とする。
⑤子どもは出生順に左から記載。
⑥同居している場合は線で囲む。
⑦必要と思われる情報は図の近くに書き込む。
⑧作成した年月日と作成者を記入する。

図1　ジェノグラムの一例

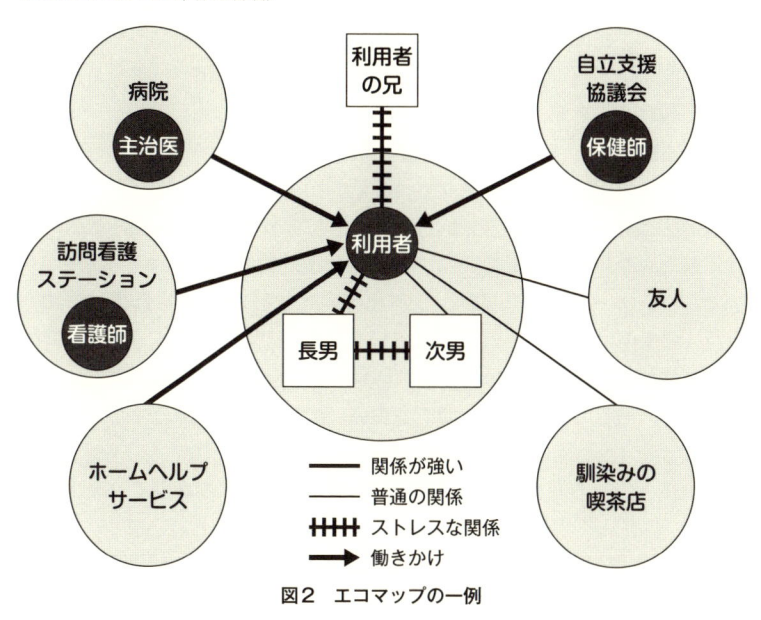

（2019年5月15日, 作成者名）

図2　エコマップの一例

引用・参考文献

1) 小林奈美：実践力を高める家族アセスメント Part I ジェノグラム・エコマップの描き方と使い方 カルガリー式家族看護モデル実践へのセカンドステップ. 医歯薬出版, 2009.

2) 山崎あけみ, 原礼子編：家族看護学（改訂第2版）19の臨床場面と8つの実践例から考える（看護学テキストNiCE）. 南江堂, 2015.

3) 森山美知子, 鞠子英雄：ファミリーナーシングプラクティス 家族看護の理論と実践. 医学書院, 2001.

4) 早樫一男：対人援助職のためのジェノグラム入門 家族理解と相談援助に役立つツールの活かし方. 中央法規出版, 2016.

5) モニカ・マクゴールドリック, S. シェレンバーガー, ランディ・ガーソン, 石川元ほか訳：ジェノグラム（家系図）の臨床 家族関係の歴史に基づくアセスメントと介入. ミネルヴァ書房, 2009.

多職種連携の現在

　地域でその人が望む生活を支援するために，そこで働く専門職は，意識してたくさんの人と連携しないと支援が成り立ちません。病院でのチーム医療に比べて地域の場合は関係する施設が点在しているため，物理的にも連携が難しいと感じます。それでも支援者の思いは一緒で，本人や家族の幸せを願うことですよね。

　訪問看護師にとって，訪問看護指示書を出す主治医との連携は大切です。本文にも介護保険のケアマネジャーの話が出ておりましたが，ケアマネジャーの医師との付き合い方[1]は大いに参考になります。①医師の都合を知っている人を見つけ，都合のよい時間帯と連絡方法をみつける（医療ソーシャルワーカー，外来看護師，受付担当の人など），②急な訪問はマナー違反（診療中は多くの患者が待っていることを認識しておく），③質問や相談は具体的に短くまとめておく。医師に渡す情報は，①利用者の生活習慣や1日の過ごし方，②薬に関する情報（飲み忘れや独断で中止していないかなど），③体調に関する情報（食事・水分量・排泄など），④ケアチームが把握している精神症状の詳細（いつ頃から，どんな場面で，どのような症状（言動）が出るのか，頻度はどうかなど）といわれています。

　WHO（世界保健機関）は，世界に先駆けて多職種連携の必要性を示し，1980～90年代にかけて，多職種連携実践（IPW：Interprofessional Work）や多職種連携教育（IPE：Interprofessional Education）に関する重要な報告書を提示しました。健康のために協働していくには共に学ぶことが重要であり，それにより，医療職者の態度の変化，共通した価値観の確立，チーム編成，問題の解決，ニーズへの対応，実践の変化，専門職の変化が期待されています。

　そのため最近の専門職の養成校では，IPEを取り入れるところが増えてきています。IPEとは，複数の領域の専門職者が，連携およびケアの質を改善するために，同じ場所でともに学び，お互いから学びあいながら，お互いのことを学ぶことです。IPWとは，複数の領域の専門職が，それぞれの知識と技術を提供しあい，相互に作用しつつ，共通の目標の達成を患

者・利用者とともにめざす援助活動です。IPWは，硬直化しがちな「専門家主義」から脱する手法であり，各専門領域の「連携と統合」が期待されるものです。つまり，本文の医師との連携にありがちな緊張感をとることにもつながるものです。

慢性疾患の多い現代では，地域で暮らしながら治療をしていることが多く，毎日の生活や生き方は個々人で異なり，医療職だけの視点では立ち行かないため多職種連携が求められているといえます。

では，協働のために専門職はどのような態度であるべきでしょうか。利用者の尊厳を保持する，自己理解および他者理解，パートナーシップにより信頼関係の構築を図ること，対等な関係を維持する姿勢と態度が重要です。お互いに理解しあうために，共通言語やわかりやすい言葉を使うこと，また，相互支援として，互いに情緒的サポートや肯定的フィードバックをすることにより士気の高揚が図れると考えます。地域包括ケアが推進されている今日においては，より一層の連携が求められているといえるでしょう（林 裕栄）。

引用・参考文献
1）はじめての多職種連携作成委員会：ケアマネ1年生　はじめての多職種連携．中央法規，p38 - 39，2013.
2）野中猛・野中ケアマネジメント研究会：多職種連携の技術（アート）地域生活支援のための理論と実践．中央法規出版，2014.
3）埼玉県立大学：IPWを学ぶ 利用者中心の保健医療福祉連携．中央法規出版，2009.
4）恒藤暁，内布敦子編：系統看護学講座 別巻10緩和ケア（濱口恵子：第4章チームアプローチ）．医学書院，2007.

訪問看護師のみなさまへ

訪問看護師さんにお願いがあります。あなたが訪問で得た貴重な情報や評価は，ぜひ主治医に伝えてください。

あなたのその情報で診断や治療方針が変わり，治療が劇的に変わってよくなるかもしれないのに，なぜためらうのですか？

電話に出ない医師，「余計なことを言うな！」と怒鳴る医師，医師にとり次ごうとしない受付，さまざまな障壁があるでしょうが，そこは患者さんのためにうまく乗り越えてください！　よろしくお願いします。

診療においては，入手できる情報の多さが診療の質を高め，よい結果をもたらします。医師は入手した多くの情報のなかから，診断過程に結びつく情報を選び出し，治療結果を評価し直しながら治療を進めていきます。しかし，診察場面で直接得られる情報は，時間的にも内容的にも全体のごく一部を切りとったものに過ぎず，患者さん本人も緊張して必要な情報を出せないことがほとんどです。そうしたときに，ご家族に加えて，生活場面を観察している訪問看護師からの専門的な意見は，とても役に立つことが多いのです。

患者さんのわずかな変化，悪化の前ぶれ，状態変化の前にあった環境変化，家族間の力動の変化など，診療場面ではとてもとらえられないような貴重な情報は，診断の確定や治療薬の選択だけでなく，治療方針の調整や変更，診断の変更や緊急会議の招集など，さまざまな場面で役に立つことがあります。

残念ながら，多忙な医師はこうした貴重な情報を受けとろうとしなかったり，偏屈な医師は受けとった情報を十分に活かさなかったりすることも多く，みなさんに情報の発信をためらわせてしまうようです。私も診療中は電話には出ませんし，昼休みは留守電にしており，折り返しの電話をすると，今度は看護師さんが出られずになかなかコンタクトをとれないことも多くあります。

しかし，みなさんが気づいた患者さんに関する貴重な情報は，ぜひ医師

に伝え，診療に活かすべきものなのです。「この情報は，忙しい医師に電話をかけてまで伝える必要はないのではないか？」というためらいは，医療者としては不必要なものだと思います。遠慮はしないでください。最適なのは，相手の医師が情報を受けとってくれるような関係性をつくり，相手の都合のよい時間と相手に合った伝達方法は見つけておくことです。

　訪問診療を始めた統合失調症の患者さんがいます。前医で処方されていた薬は，副作用が出やすいものだったので，ほかの抗精神病薬に切り替えて様子を見ていました。しかし幻聴がなかなか改善せず，本人が，「幻聴がつらいので強い薬にしてほしい」と言うので，この抗精神病薬を無効と判断して中止し，別の抗精神病薬に変更して全体量を増量しました。

　その3日後に，「幻聴がつらいのでなんとかしてくれないか」と電話があったので，「薬を変更・増量したばかりで，効果が出てくるには1週間はかかるから，次回（来週）の訪問まで待つように」と伝えました。ところが，その2日後には自ら110番に電話してしまったと連絡があったので，訪問を翌日に早めることにしました。

　その日の夕方，夜間診療の合間に，担当の訪問看護師がクリニックを訪ねてきて，状況の報告に併せて，「あの抗精神病薬をやめて，ほかの抗精神病薬に変更した人が，急に不安が増強して落ち着かなくなって入院してしまうようなことを5回くらい経験したことがあります」と情報を提供してくれました。それを聞いて，翌日自宅を訪問した際には，いったん無効と判断して中断したもともと使用していた抗精神病薬を持参してその場で服用してもらい，さらにこの薬を定期薬として再開しました。

　それがこの原稿の締め切り前日のことです。この治療展開の結果はまだ出ていませんが，この訪問看護師からの情報がなければ，薬剤調整に難渋し，場合によっては入院せざるを得なくなっていたかもしれません。

　このように，生活の場を観察している訪問看護師からの情報が，治療を前進させることがしばしばあります。ぜひ，医師との前向きな連携を深めてください（竹林 宏）。

シチュエーション⑧　やりがい

何も変わらないとあきらめたくなる
－「らしさ」のゴールを未来に見据えて

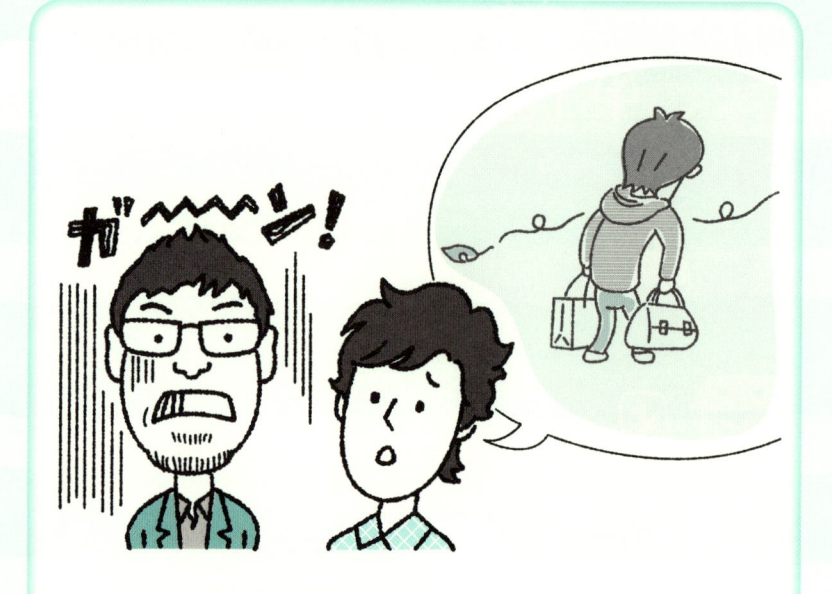

新たなスタートの打ち合わせの席で

……では，名称は「埼玉県精神科アウトリーチ研究会」ということで決定！　今後はこの会を中心に事例検討会を開催していこう！

この間，開催した事例検討会のトライアル版に関しても，「次，いつ開催ですか？」っていう問い合わせがたくさん来ているよ。

研究会の本格スタートにケイコさんにも立ちあってもらって，僕，うれしい。

 いいんですかね，私なんかがメンバーに入っちゃって。

もちろんだよ。「ものすごくいいセンスをしているから，ぜひ」って藤田さんや横山所長とも話していたんだから。

自分の責任が果たせるように，がんばります。

カオルさんにはもちろん，前に相談に来ていた，タロウさんにもいろいろ手伝ってほしいな。彼，すごくいい感じじゃない？　患者さん思いだし，まっすぐだし。事例提供者にもなってほしいな！

……タロウさん，実は辞めちゃっ……。

大丈夫，大丈夫。事例検討って緊張するのは最初のうちだけだから，それにメンバーでフォローするからさ。

タロウさん，ステーションを辞めて，いま休職中なんです。最後にあったときに，「次はまた病院勤務かなって，まだ地域で働きたい気持ちはあるんだけど……」って言ってたけど。

決めるのはタロウさんだけど，まだ悩んでいるんだったら，今日せっかく各所のステーションの管理者が集まっているし，意見をもらってさ，ケイコさんからタロウさんに伝えてもらうのはどうかな？

もっと早くに病院・地域の垣根を超えた，いろいろな職種が集まって自由に話しあえる場があったら，タロウさんの考えも，もしかしたら少し変わっていたかもね……。

……。タロウさん，看護師を辞めるわけじゃないんだよね。タロウさんがまた笑顔でみんなと話ができるように，少しでも早く事例検討会を本格稼働させなければ……。

遡ること数週間前。タロウさんからケイコさんに，こんな悩みが打ちあけられた。

「この前，近所のスーパーで買い物してたら，訪問している方に偶然会ったんだ。その時に僕，とっさに『見つからないようにしなきゃ』って隠れちゃったんだよ。『自分の普段の姿を見られちゃいけない』って。自分で自分の行動に愕然とした。そこから『ああ，僕，地域ケアは向いていないかも』って考え出したのは。結局，僕にとって訪問する相手は，どこまでいっても『患者さん』なんだな。結局，僕は相手をそうとしか捉えられないんだって。そう思い出すと，いろいろとね……」。タロウさんは，そこから堰を切ったように心情を語りだした。

本当に「疲れる」のは，こちらからの働きかけにまったく反応がない人。訪問中にもほとんど何も話さない。働きかけにも反応はない。やることは服薬管理だけ。こんな感じで訪問を続けていると，この利用者にがんばりが足りていないんじゃないか，って思えてくる。そうすると，利用者のできないところが目についてしまう。徐々に自分の行っている訪問看護への手応えを失ってきてしまった……。タロウさんからケイコさんに退職した旨の連絡がきたのは，この後すぐのこと。

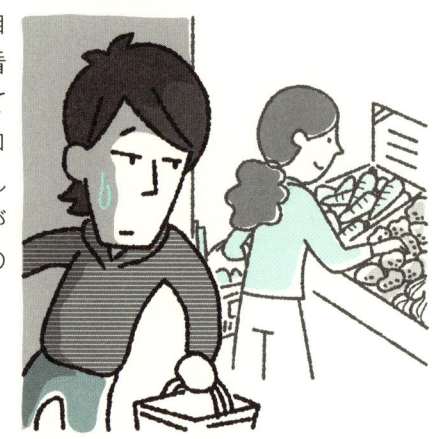

街で利用者さんに出会ったら

▶ケイコ　タロウさんのこと，残念です，とにかく残念。

▶藤田　もう訪問看護を辞めちゃったんだね……。でもタロウさんの選択だから，尊重してあげたいよ。でもさ，街中で知っている利用者さんにあったら，隠れちゃうものかな？

▶片山　基本的には隠れるっていうことはないかな。あえて声をかけるかっていえば，自分の状況，相手の状況しだいかな。

▶藤田　そうだね，「まずい，隠れなきゃ！」とは全然思わないけど，「やあやあ」って声をかけに行くかは，その時次第だよね。

▶安保　そう，その時のコンディションによりますよね。出会った時に相手のリアクションが自分の予想を超えても大丈夫だなっていう精神的な余裕があればいいけど，そうでない状況だったりしたら，特に声はかけずにさっとその場を去るかな。

▶藤田　糖尿病を抱えている利用者さんがスーパーで甘いものをどっさり買い物籠に入れていたら……，声かけないかも。

▶安保　少なくとも，そこで声をかけて「糖尿病があるんだから！」とは言わないね。

▶藤田　言わない，言わない。

▶ケイコ　タロウさんはとっさに隠れちゃった自分を気に病んでいて。

▶安保　罪悪感を感じたんだ。

▶ケイコ　そうなんだと思います。いろいろ仕事に行き詰っているところに，自分の中に「ガーン」と来たみたいです。以前から「なんかもう，疲れた」ってよくこぼしていました。

▶藤田　罪悪感を感じるってことは，とっても真面目なんだよね。真面目過ぎるっていうかさ。背負いきれないものまで背負っちゃった感じ。訪問看護だとそうなりがちなところがあるよね。訪問看護って，1対1で利用者さんの生活場面に深くかかわるっていくものだからさ。それに，どうしても看護師ってさ「患者さん／利用者さんのためになることをしないと，意味のある看護を提供しないと」って思いがちで，自然と相手の「不足している部分」に目が行きがちになる。タロウさんの抱えていた，働きかけへの手ごたえのなさや，ゴールの見えなさ，訪問看護その

ものへのモチベーションの低下は，そうしたところに由来するんじゃないかなって思ってしまうな。

▶片山　「お，○○さんもお客様感謝デー5% OFFに来ている！」って思えることって，大事だと思うんですけどね。「利用者さんも自分たちと同じように生活をしている」というのが，訪問看護の大前提なのですから。

▶安保　「自分は医療者，相手は課題を抱えた人」っていうスタンスを前提としていると，訪問看護でのケアがうまくいけばいくほど，その人はある程度，安定していけばいくほど，どこまでも相手の課題探しをする自分と，それを若干うっとうしく思う利用者との対立関係みたいなものが浮上してくる。課題を解決するという志向も時には必要だけど，それぱかりだとつらくなるよね。

▶ケイコ　タロウさんもそういう自分のスタンスはとても意識していて，「訪問看護師なんだから，考え方を変えないといけないな」って考えていたみたいです。

▶藤田　すごく真面目なんだな。なおさら残念すぎる。

▶安保　たとえばさ，「この利用者さん，まだ幻聴は聞こえているみたいだけど，暮らしは自分自身の力で送れている。それってOKなことだよね」っていうような，その人のその人らしくある姿を受け止められる感覚をタロウさんがもっと早くもてていたら，しかもそれをチームで共有できていたらよかったかもね。その感覚って利用者さんへの支援にとっても大事だし，支援する看護師自身にとっても重要なんだよね。「街で利用者さんに出会ってしまってとっさに隠れてしまった私」でも，「そうしちゃった自分」も「自分」。それでOKって受け止められることにもつながるからさ。

> 「ああいけない，とっさに隠れちゃった。でも，私，そういうところあるんだな。これが自分なんだよね」って受け止められていれば，選択も変わったかもしれないですね。

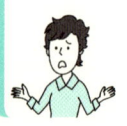

▶安保　そうだね。それを別の言い方をすれば，地域ケアでは看護師自身が自分も相手も認められることが大事ってこと。利用者さんの尊厳も

きちんと認めることができて，かつ看護師自身も自分自身の尊厳に対して責任をもつ。表現の仕方は難しいけど「大人として自立している」ことが地域ケアでは大事。

▶ケイコ　お互いがきちんとした“個人”としてある，ということですね。

何も変わらないとあきらめたくなるけれど

▶藤田　うん。でもさ，タロウさんと同様の悩み，まあざっくりいって「モチベーションの低下」に悩んでいる人は多いだろうね。

▶片山　「私が訪問しても，利用者さんは何も変わらない。変化がない。何を考えているか，わからない……」って悩む人は多い。結論めいたこと言ってしまうと，僕らも1.2年継続して訪問していても「この利用者さん，わからないな〜。昔から変わらないな〜」というのはザラにあるから（笑）。

▶藤田　あるある。ベテラン看護師でも同じ。

▶片山　といっても，僕なんか「変わらない」ということをネガティブには考えないな。

「今は変わるための準備期間で，本人はそのためにやるべきことをやっている」ととらえている。

　あとよく聞くのが，「精神疾患は数値で表せられないから難しい。だからモチベーションが保てない」って言う人もいるよね。でもさ，もし数値が見えたとしても，次にどうしたらその数値が変わるのかっていう壁にぶつかる。

▶ケイコ　そう考えていくと，タロウさんが悩んでいた「ゴールの設定」って考え方は余計に難しくなりますね。

▶藤田　訪問看護って「ゴール設定ありき」じゃないと思っているんだけどな，僕は。もちろん「利用者さんがどうなりたいか」っていうのは大事だけど，なんか違和感があるなぁ。川本さん，どう？

▶川本　うーん，自分としては，ある程度ゴールを意識しなければいけないとは考えて訪問をしています。それはゴール設定をしないと，訪問

への"真剣度合い"みたいなものが抜けてしまう気がして。ただ，藤田さんの懸念もわかって，利用者さんそっちのけで，看護師が自分で勝手にゴールを作って「一人相撲」になっていないか，そこはウチのスタッフにも気を付けるように言っていますね。

▶片山　そこですね。もしゴールを設定するのであれば，「一緒に見つけていく」というのが前提。

▶藤田　ありがちなのが，看護師側が一般常識にあてはめてゴールの設定を"押し付け"てしまうこと。「朝起きて，歯を磨いて，仕事にいって，お昼を食べて，帰ってきて，お風呂に入って，ご飯食べて，寝る」みたいなモデルを基に，ゴールの設定をしてしまう。

▶片山　看護自身は夜遅くまで起きていたり，お風呂に入らないで寝ていたりするのに。

▶藤田　そうそう（笑）。

▶安保　ゴール設定か……。私は利用者さんに「〇〇さんが還暦や喜寿を迎えたら，ちょっといいお店に行って，お祝いをしたいですね」ということは言うことがあります。こんなケースがありました。40台半ばのある利用者さんに「〇〇さん，私の目標はね，〇〇さんの還暦をお祝することなんですよね」と伝えていたのですが，1年後くらいにその利用者さんがちょっと深刻な乱れみたいなものが起こって，入院することになったの。その後，入退院があったんだけど，ある日この方に会う機会があった時に，この方が私のもとに来て，「安保さん，あの時に話してくれたこと，覚えています。あれ，うれしかったんです」って言ってくれて，もう泣きそうになって……。

▶片山　いい話ですね。

▶安保　そうなんです。そういった意味でのゴールというものの設定もありなんじゃないかって思いました。その話をした時には意識していなかったけど，「還暦を迎えるまで関係性はなくならない」というメッセージでもあったんですよね。何だろう，ゴール設定ということを考えると，「積極的に獲得していくもの」というニュアンスが強いけど，そうじゃないゴール設定の方法もあるなと。

▶片山　2025年に開催が決まった大阪万博を見に行くとか。

▶安保　そうそう。そう考えると，ゴールというよりは，WRAPでいう

ところの「希望」に近いかな。もう疲れてしまって歩くのを止めようと思ってしまう時に，「まだまだ！」と思えるような，「希望」ですね。

▶藤田　ゴール設定って固苦しく考えるよりは，「希望」って考えたほうがWRAPを使っている僕にはしっくりくるな。「希望」は押し付けにはならないしね。

精神"疾病"への看護から精神看護へ

▶安保　もう少しこの話を拡大するとね，僕がかつてアウトリーチチームにいた時に大事にしていたことの1つが，「今ある暮らしを喜べたり楽しめたりすることを大事する」というものなんだ。これは精神領域でもターミナルでもリハビリでも共通ではないかと思う。リハビリを例に出すと，リハビリはうまくいけば，もともともっていた機能に戻すことができるけど，長い目でみたら老化によって機能はまた落ちていく。老いや衰えからくる人生の"店じまい"は避けられない。でも，その各段階で「今ある暮らしを喜べたり楽しめたりすることを大事する」というかかわり方はあり得るんだと思う。大きな病気を抱えて，最期が近い人に「自分の人生はよかった」って思ってもらえるような最期を迎えてもらうこと。そこには，精神"疾病"への看護ではない，あくまで「精神看護」として，発揮できる役割があるんじゃないかと考えている。

▶片山　さっき，もし精神疾患が数値化されたとしても，どうしたらその数値に好影響を与えるようなかかわりができるかというところで壁にぶつかるって話をしましたが，これはどちらかといえば「精神"疾病"への看護」という視点で，僕たちが重きをおくべきは「精神看護」なんですよね。その視点の転換はとても大事だと思う。

▶藤田　精神"疾病"への看護から「精神看護」へ。いい観点だよね。

　そういえば，片山さんも川本さんも，所長だよね。所長の立場から，モチベーションについて考えていることを語ってよ。

▶安保　そうですね。モチベーションというとポジティブな側面だけをイメージしがちけど，タロウさんが感じたような罪悪感や利用者さんからの予想しなかった反応に対して，いかにダメージを軽減するか，というのも管理者の腕もみせどころですからね。

▶川本 ……。

▶片山 ……。

▶藤田 黙らないでよ（笑）。

▶川本 自分を責めるタイプの人は，それを表に出さないことがありますから，気づいてあげるのが難しい場合があるのが現実です。そのなかでも「人によっていろいろな看護の方法に個性があって，そのこと自体はおかしいことではない」ということを知ってもらうために，同行訪問をしてもらいますね。僕のやりかたもあれば，別のスタッフのやりかたもある。僕のやり方だけが答えじゃない。そのことを理解してもらっています。

▶片山 いろいろな看護の方法や考え方を知る・学ぶというのは大切だと思います。どうしても「私の看護，正しいのかな」と不安になる人は出てきますから。そういった意味で，今回発足する「埼玉県精神科アウトリーチ研究会」のような集まりで，事例検討会を通じて交流できる意味は大きいですよ。

▶藤田 他の支援者の体験を聞くと，いい意味で「いいの？　そんなことやっていいの！？」というアドバイスも伝えるからね。

▶片山 そう。壁にぶつかった時に，思いもよらぬ方法を教えてもらえます。

▶藤田 タロウさんにもそうした場を活用してほしかったな……。

▶ケイコ 本当，そう思います。

▶藤田 タロウさん，訪問看護で服薬確認ばかりになってしまって，この仕事がおもしろくなくなってしまっただろうに。症状管理・服薬管理だけじゃ，この仕事，やっていてつまらないよ。それは仕事続けられないよ。それだったら，自分の適しているとこにいったほうがタロウさんのためかもしれない。そっちのほうが看護師としての人生はもう少し開けるんじゃないか，なんだかそんな風に思えてきちゃったよ。

▶ケイコ ……。

▶藤田 精神疾患をもつ人への訪問看護っておもしろいのに。ねえ，片山さん。

▶片山 おもしろいからこそ，いまこうやってみんなといる。

▶藤田 おもしろいよね……，ケイコさん……。

▶ケイコ　おもしろいです。

▶藤田　……どんなところがさ。

▶ケイコ　あらためて聞かれると……。

▶安保　では私が代わりに……。私が以前勤めていた大学では，生理・心理・社会モデルで対象の全体像を捉えるようにしていました。それを踏まえて，実習指導の場では「精神症状に見えなくもない現象について，身体的部分に由来するのか（つまり薬物療法が適応されるものか），心理的反応として表れたものかを見極める」という部分に重点をおいていました。

　たとえば，看護学生が来るととても歓迎してくれるんだけど，学生のことはおかまいなしに，ずっと喋りつづけているある患者さんの場合。これを単に身体的側面から"症状"と捉えたら，「多弁」というジャッジが下され，「ドパミンがどうのこう」という話になり，「じゃあ薬物療法が最適ですね」という流れになる。でも，心理的な反応という側面から考えると，通常の人間関係では孤立しかかっている人の前に，誰かが新しく現れたら，「自分の理解者かもしれない」と期待して，その期待を確かめるために喋りまくることって十分考えられる。そうであれば，人間関係の構築が最大のケアになる。このように，現象のとらえ方によってケアの方向性が大きく変わってくる（どちらの方向でケアを展開するのかは，十分な精査のうえで決定される）。こうした多角的な側面で対象を捉えるということがわかってくると，精神看護はおもしろい。

▶藤田　そう。そこがおもしろいんだ。

▶安保　で，いろいろな側面から対象を見られるという意味では，訪問看護はもってこいの領域。そのおもしろさを，タロウさんには発見してほしかったなって思う。もしかしたら気づいていたのかもしれないけどね。だとしたらなおのこと，残念。

▶ケイコ　今日の話，まとめてタロウさんに伝えます。タロウさんが精神看護そのものに嫌気がさしちゃうのは，すごいつらいし。

▶藤田　伝えて，ぜひ。

From:Keiko-Nurse<keiko-nurses-houmon@gmail.com>
Date:Thursday, May 20, 2019 20:06
To:'Houmokangostation'<houmonkangostationsaitamama@gmail.com>
Subject:**タロウさんの近況**

ケイコです。タロウさんに会いました。元気でした。古巣の単科精神科病院に戻ったそうです。「『心配をかけてしまってごめんなさい』って皆さんに伝えて」そう言っていました。その後で，タロウさん，こんなメールをくれました。「訪問看護に従事したのは短い間だったけど，それでも訪問看護を経験したおかげで，以前，病院に勤務していた時の見方とはまったく違う観点から患者さんをみられるようになった。いままさに目の前の詰所のガラスをばんばん叩いて『看護婦さーん』って叫んでいる患者さんにも，地域に戻る場所がある。戻って，自分の力と支援者のサポートで，私たちと同じように，いろいろ悩みながら，でも時々，楽しいことに出会いながら暮らしていけるはず。そんな確信がある。それに病院・病棟を捉えるようになった。いちばんは『病院・病棟も私たちが住んでいる地域の社会資源の1つだ』ということ。以前は病院と地域はお互い離れ離れの島のようにイメージしていたけど，その島に橋を渡せるような仕事がしたい。私は病院で，ケイコさんは地域で，がんばろう」。
研究会にも顔を出すそうです。寂しいけれど，お互いの持ち場で，精神看護を続けよう，今は，そんな前向きな気持ちになっています。

訪問看護と " 卒業 "

　今回の相談のように，精神科では，「ゴールがわかりにくい」「変化がわかりづらく，どうなったら訪問看護の終了になるのかわからない」「かかわっても症状が変わらないからモチベーションが上がらない」などと思っておられる方も多いと思います。私も以前はそう思っていました。

　私が作業療法士として勤務する「訪問看護ステーションりすたーと（以下，りすたーと）」では，訪問看護を卒業する利用者さんも多くいます。精神科の訪問看護で「卒業？」と驚く方もおられるでしょう。りすたーとでは，最初の導入時から「卒業」を意識しています。何のために訪問看護を使うのか，訪問看護を使ってどうなりたいのか，訪問看護に何を期待しているのかについて，導入の時に利用者に必ず確認しています。それを初回の面接時に一緒に確認し，紙に書き，いつでも向かっている方向を確認できるようにしています。

　"いい感じの自分"というものが人には必ずあるはずです。そんな"いい感じの自分"で過ごすことができるようになれば，いつか訪問看護を卒業し，自分で自分のコントロールをしながら自分の人生を歩いていけるはずです。また利用者が向かう先が見えている，それが支援者と共有されていることで利用者さんとの共通言語をもつことができ，困難な時でも一緒に話し合えます。こうした方法は，訪問看護師のモチベーションにもなります。

　りすたーとで卒業された利用者さんを紹介します。発達障害があり，障害者雇用枠で清掃業の仕事をされていた方です。労働時間が増え，収入が生活保護の基準を上回り，生活保護が切れてしまいました。社会保険料や医療費の負担が増え，お金が足りなくなり，さらに仕事を増やしました。対人関係が苦手で，誰にも相談ができず真面目にがんばり続けた結果，キャパオーバーとなり体調を崩しました。生活保護に戻し，元の勤務時間に戻しましたが，いくらがんばって働いても給料の額に応じて生活保護費が減ってしまうため，仕事へのやりがいを感じられず，休みがちとなりました。「行こうと思っているのに，休んでしまう。自分を見るほかのスタッ

フの目が怖い」と話すこともありました。訪問看護では体調管理を一緒に見直していくとともに、これまでの生活を振り返りました。他者の評価を気にする傾向が強かったため、WRAP（p.181〜）でいう希望の感覚に目を向けていきました。希望の感覚とは、もともと人に備わっている、決してなくならない自分のなかにある感覚のことです。別の言い方をすれば、人をホッとさせてくれたり、活き活きとさせてくれたりするもののことです。

　この方は「掃除した床が光ってる時に高揚するという"仕事の結果"。人の喜ぶ姿が好き、人のためにがんばれるという"他者貢献"」を希望の感覚をしてみずから見つけ、それからはお金や他者の評価とは別に、仕事へのやりがいを感じ始めました。よい仕事をするために自分をどうとり扱っていけばよいかを意識をして、仕事の質や量、休養のとり方、体調管理を工夫することで、生活がうまく回り始めました。体調を崩すことなく仕事に行き続けた結果、「他のスタッフの自分を見る目が変わり、たくさん話しかけてくれるようになった。居場所が見つかった感覚で嬉しい」と振り返り、人とのかかわりや居場所ができたことに喜びを感じるようになりました。さらに食生活や睡眠、入浴やストレッチと、日々の体調面のケアを意識し、「訪問看護の時間も体を休める時間にあてたい」と本人から申し出があり、徐々に訪問の頻度も少なくしました。しだいにフルタイムで働く体力がつき、現在は生活保護を抜け訪問看護を「卒業」となりました。

　この方が「卒業」に至ったのは、病気や障害をもっていたとしても、これまでの体験や生活の工夫から自分自身を見つめ、自分自身のとり扱い方を学び、主体的に自分で選択し行動していった結果だと思います。人は一緒に悩みや思いをわかち合ってくれる人がいれば、どんな困難な場面でも立ち向かっていけると私は信じています。そして夢や希望に向けてその人が自分らしく生活していく、前に向かっていくその姿は、私自身が働きつづけられるモチベーションになっています（菅沼卓也・藤田茂治）。

まずはその人を知ることから

　理想のリーダー像について，よく「鳴かぬなら，殺してしまえホトトギス」の織田信長，「鳴かぬなら，鳴かせてみようホトトギス」の豊臣秀吉，「鳴かぬなら，鳴くまで待とうホトトギス」の徳川家康と３タイプで分けられることがありますね。最近ではウッチャンナンチャンこと内村光良さんが理想の上司ランキングでトップになっているようです。

　さて，私もこれまでいろいろな上司や社長にかかわってきましたが，けっこう「うちの上司はああだ，こうだ」と言いたいことを言っていたようにも思います。

　今回，「では，管理者としての自分自身はどうなのか？」という，目を背けていたい部分を見つめ直す機会を与えられてしまいました。では，普段，職員に対しどのような配慮をして，労っているのか。もっといえば，モチベーションの維持について職員に対して，どんなケアをしているのか。

　身も蓋もない話ですが，自分自身のモチベーションは変えようがありますが，人のモチベーションを維持・向上することはできていないかもしれない，なんて考えています。考えれば考えるほど，結局そんなことできないんじゃないかと思ってしまいます。もちろん現実は管理者としての私に，職員は悩みや相談をもってくることもあります。そんな時には，間髪入れずにビシっと「こうしてこうすればいいんだよ」と言い返せればそれはそれでえ「カッコいいんだろうなぁ」と思ったりもしますが，実際は「どうしてだろうねぇ，なんでかねぇ……」とぼんやり答えていることが多いように感じます。それでもたまには「自分だったらこうするかなぁ」なんてアドバイスをすることもありますが，それが参考になることもあるだろうし，まったく参考にならないこともあると思います。

　アドバイスに対してピンと来ていない職員には「何とかしてわかってほしい！」と考えていたことも，以前にはありました。でも，いまはあまりそんなふうには考えません。これは今の仕事をしていて，そこのところ，自分自身の考えが変わってきたからです。どういうことか。精神科訪問看護でかかわる人は，自分の価値観を基に，考え方を変える人よりは，圧倒

的に変わらない人が多いものです。訪問看護師からすると，相手が変わらないとイライラしたり，相手を評価したりしてしまうけれど，そのどれをとっても結局は訪問看護師としての"私"の考えでしかなく，むしろそうした向き合い方は「変わらない」という選択している人を置き去りにしてしまっていることに，何となく気づくようになったからでしょう。

　ではいったいスタッフのモチベーションの維持（というか相手の気持ちを変えること）のために何をしているのかと言われれば，私が唯一，できることは「職員や利用者のことをなるべく知ること」かなぁと思います（これは職員だけではなく利用者に対しても言えることです）。その人の性格や家族背景，出身地，趣味，好きな食べ物，嫌いなもの，得意なこと，下手なこと……などなど。相手（スタッフや利用者）を知ること。また，それはその瞬間だけではなく，知り続けることが大事なのかと思います。管理者としてまたは対人援助者として，これからも目の前の人に興味や関心を示すことを続けていこうと思います（川本裕一）。

訪問看護を"卒業"した方からのメッセージ

　私はよく，「楽しそうに仕事をするね」と言われます。私は，仕事を通じてうれしいことをたくさん経験しているので，多くの仕事をおもしろいと感じています。さてここでは，私が知っているある方が，訪問看護を通じてどんな経験をしたかを学生に対して話してくれているので，その内容を紹介します（安保寛明）。

　私は20代の時，病院の入退院をくり返していて，20代の後半の何回目かの退院を機に，訪問看護の方に来てもらうことになったんです。

　退院直後は「人から受けられるはずがない」とか「やっぱり最後は私を嫌うんだ」っていう被害的な気持ちがあって，人を信じきれないところもあって，いつも他人の顔色を伺っている自分がいたんです。だから，それまでの退院でも退院直後は空元気にしていて，トラブルが起きるとすぐに大泣きして……もう私のことみんな嫌いなんだっていう状態になってよく再入院していたんです。でも，訪問看護師さんが来てくれることで，定期的に相談に乗ってくれる存在がいる安心感から，普段の暮らしで困った時に「じゃあ水曜日が来るからその日に話してみよう」と思えるようになって……。それで，徐々に自分の気持ちを相手にうまく伝えられるようになったり，何がつらいかを伝えられるようになって，それで，トラブルはほとんど起こさなくなってきたんです。

　私が思う，訪問看護師さんのいちばんの役割っていうのは，定期的に訪問する中で，本人が生きづらさやいろんな事情を抱えてるけれども，そういう中でも回復していこうとしていることをくみとって，その人たちに対して応援団になるっていうことだと思います。その"応援団になる"っていうのも，ただ「がんばれ，がんばれ」っていうんじゃなくて，「そんなに疲れた時は無理しなくていいよ」とか，「つらかったね」って聞いてくれるとか，そういった，力を抜くことを伝えることも応援になると思うんです。

なぜなら，自分から変わろうとして一気に回復するなら看護師や医者はいくらでも力を貸すことができると思いますが，私や私のまわりの病気の仲間の人たちは"ちょっとずつ回復する"っていうか，一進一退があるので，その時間を乗り越えようとすることが，何年か先に力になると思うんです。そうした一進一退でリカバリーしていく過程をちょっとずつ認めてくれたり，定期的に来てくれて「あっ，ここはよくなってるよ」とか「前はできなかったけどちゃんと断れるようになったんだね」とか「うまく受け流せるね」っていう風に客観的に見守ってくれたりすること，つまりその本人がリカバリーする応援と手伝いをするのが訪問看護師さんの役割だと思うんです。

　で，うまくいけば，本人が自分の頭で考えて自分の足で立つ方法を見つけられたり，自分が大事だと思う人と自分でつながれる，そういう世界が待ってる。私も，トラブルだらけだったころは，なんかこう……，他人とのつながりなんてわかんなくて，自分の世界に籠っていたし，人から受け入れられるはずがないって思っていました。けど，私の場合は5年くらいかかったけど，今はそういうことはないです。

　それは，定期的に来てくれる人がいて，自分が考えていることを話せる自分のための時間があって，ちょっとずつ変わってきているところを応援してくれて，できないところは本人が立ち直れそうな範囲で教えてくれるから……。私は，そういう人がいてくれたから，リカバリーできたんじゃないかなって思います（笹井 瞳）。

　訪問看護やアウトリーチをしていると，人々がリカバリーしていく様子を実感することができます。短い期間では難しいかもしれませんので，ぜひ息長く，がんばりすぎずにあきらめないで，続けてみてください。応援しています！（安保寛明）

シチュエーション⑨　壮大な夢

夢をもつことは素敵，なんですが
－大きすぎる夢を語られて

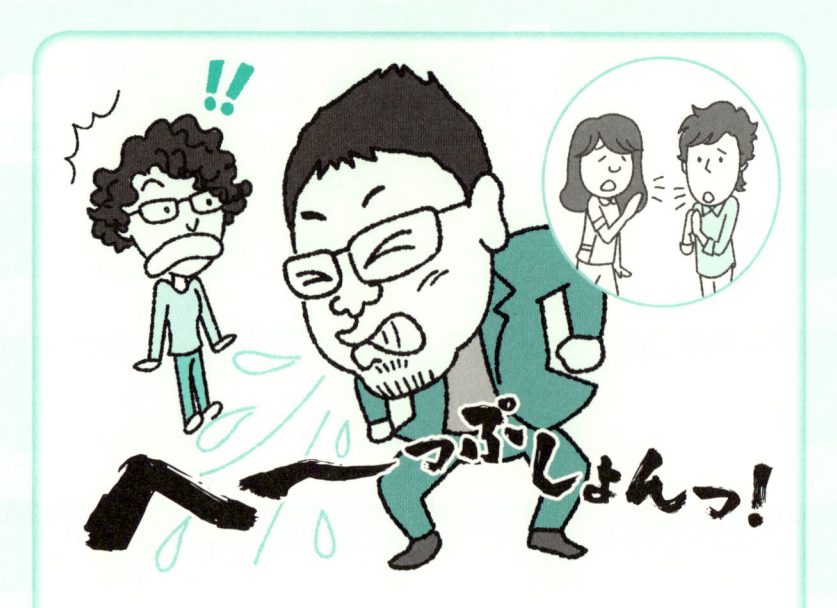

生山さんの勤務する病院の外来にて

 あれ，ケイコさん，こんなところで。

 生山さん，こんにちは。今日は同行受診で来ました。

 私もよく知っている方だけど，入院中と全然表情が違うわね。でも，ずいぶん長く先生と話をしていたみたいだけど。

 そうです。ずいぶんよくなって。今日はどうしても自分の夢と希望を先生に聞いてもらうんだって。

 それって……私も聞いたことのある話？

 例の旅行の……。

 奥さんとドイツに旅行するって話よね。

そうです。奥様も体が弱くて，ベッドの上での生活が長いんですけどね。ご本人も，だいぶよくなってきたとはいえ，まだちょっとした揺れみたいなものもありますし。それにお金の問題もあるし……。

確か長男さんが近くに住んでいて……。

長男さんも旅行の話が出ると，「お父さん，それは無理だって」って。でも本人は「これが自分の夢と希望だ」って言っているんです。本人の夢や希望に寄り添うことって，支援者として大事な視点だって教えられてきましたけど……。

それが壮大すぎる場合，どうしたらいいのか，と。

そこなんですよ。私，ドイツ旅行の話を振られるたびに「実現できたらいいですね」とお茶を濁すだけで，具体的に何も言えなくて。

ケイコさん，これからいつも壮大な夢を語っている人に会いに行く用事があるけど，一緒に来て，相談してみる？

へっくしょい！　……風邪ひいたかな。

誰か噂してるんですよ。

タロウさんの件があったでしょ？　あれからずっとこの地域の精神科医療・福祉を今以上に盛り立てなきゃって考えていて，興奮してあまり寝ていないんだよ。研究会も事例検討会も本格稼働したしね！

あんまり無理しないでくださいよ。

「本人の夢や希望に寄り添う」。精神科医療における支援者の望ましい態度として，しばしばこのような表現がなされる。しかしそれはいうほど簡単なことではない。その夢や希望が，本人の現状の生活から考えて，はるか遠くにあると思える場合には，特に。ただ訪問看護師は利用者との信頼関係を築くことで，本人からこうした「壮大過ぎる夢や希望」を打ち明けられることが

しばしばある（そして，それが妄想的な観念に由来するものなかのかも，という思いもちらりとよぎる）。支援者は利用者から「壮大過ぎる夢や希望」を打ち明けられた場合，いったいどのような接し方をすればいいのだろうか。

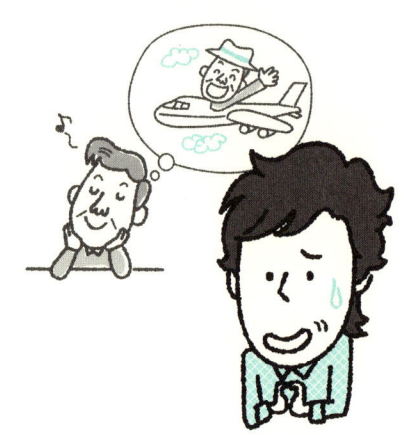

夢や希望が語られたら

▶ケイコ　壮大な夢を語っている人ってやっぱり……。

▶生山　そう。

▶藤田　ん？　あれ，ケイコさん，どうも。何？　僕の夢？　聞く？　それはね……。

▶生山　ストップ。

▶藤田　何？　僕の夢を聞きたいんじゃないの？

▶生山　残念ですが，今日は違います。実はケイコさんから相談があってね。

▶ケイコ　そうなんです（……かくかくしかじか……）。

▶横山　身体疾患の場合は，たとえば車いすで生活している人が奥さん

と一緒に北海道に旅行に行きたいと考えている場合，バリアフリーの場所を探しながら夢の実現に向かうという道筋はありますが，精神科の場合，すんなりとはいかないところこともありますね。

▶藤田　精神科の場合はね……。どうしても「常識」と照らし合わしながら考えてしまうところもありますね。

▶横山　「また非現実的な話してこの人……」みたいなね。

▶藤田　そう。どうしてもそんな風に考えがちなところはあると思うな。たとえば精神疾患をもっている人が「仕事がしたい」と希望しても，すぐさま「朝，起きられないのに」とか「お風呂も入っていなくて不潔なのに」っていうように，バシっと決めてかかってしまう。そんな風に思うのは「何かまた言っている……。面倒だな」って気持ちがあるからじゃないかな。

▶横山　どうしても，家族や支援者は利用者さんの状態を「揺らし」たくないと思うもの。だから，「朝，きちんと起きる」などの現実的なレベルの話をして本人にあきらめてもらうようにもっていってしまうということもありますね。

▶藤田　それは寂しいよね……。

▶荻野　ケイコさんが訪問している利用者さんがそうした夢があるんであれば，その実現のために何が必要かっていう話にもっていきたいですよね。もちろん心配はたくさんあるけど，手始めに夢の実現のためにできることからって考えたい。もちろん実現しないこともあるかもしれない。私の場合，「仕事がしたい」っていう希望がある利用者さんと一緒に就職情報誌を読んで，気になった職場があったら電話をかけるのを手伝うっていうかかわり方をしたことがありましたけどね。「○○ができないから，まだ無理なんじゃない？」というようなことは決して言わなかったな。

▶生山　どうしても支援者は「転ばぬ先の杖」を準備しちゃうよね。

▶安保　利用者さんの夢や希望の実現に関しては，「他人が石橋を叩く」っていうのは避けるのが基本だと思う。だってさ，きっと割れるまで叩くよ。割れることを証明したくなってしまう。だから絶対に石橋を叩かない。叩くとすれば本人が叩く。僕たち支援者ができるのは，石橋が割れてもその人が川に落ちてしまわないように，ハンモックを吊るしてお

くことだと思うな。

▶藤田 そうだよ。ホント，その通り。

▶安保 本人がチャレンジして，でもそれが達成できなかった時に，どれだけダメージを小さくするか。この観点で，ハンモックのようにネットワークを作るというのが基本線。

▶ケイコ そうですね。私，この夢を打ち明けられたとき，「うぅぅ！」って詰まっちゃって，なんて言ったらいいかわからなくなってしまったんですよね。

▶安保 夢が語られた時には"できる・できない"というような能力的なものを課題にしてしまうと，きっとうまくいかないと思います。僕だったらまず間違いなく，そんな話を聞いたら「いいですね！」「きっと楽しいと思いますよ！」と答えますね。そして「やっぱ，ドイツといえば，ソーセージとかビールとかですね」と，とぼけたことを言って，ドイツ旅行に何を期待しているのかを明らかにすると思います。それで，「もし旅に行くとして，それまでに心配なこと，やっておきたいこと，準備したいことは何ですかね？」「旅の実現のため相談しておいたほうがいい人はいますか」と話をもっていくだろうな。言い換えれば，利用者さん本人が考えて，主体的に動けるようにかかわっていく。そうすることで，もし「いろいろ考えたけど，ドイツじゃなくてもいいかな」ってなって，ある程度身近な，たとえば沖縄や北海道になっても，本人の中では選択と納得の結果になりやすいし，心理的なダメージは小さくなると思う。

▶横山 「その実現のために何ができるんだろう」というコミュニケーションの過程で，「奥さんとドイツ旅行に行く」という夢に込めた思いがだんだんと明らかになると思います。もちろん言葉通り，「ドイツに行きたい」のかもしれないし，「奥さんに感謝を伝えたい」のかもしれない。いずれにしても，寄り添いながら一緒に考えることが大切。

「ガヤ芸人」になるべし

▶藤田 利用者から出てきた言葉で会話するのが基本だよね。僕も安保さんと同じように「ドイツ？　すごいですね〜」って反応すると思うな。だってコミュニケーションをすっ飛ばして，「無理ですよ」なんて言った

ら，利用者さんが本当は何を考えているかわからないじゃない？

　僕の知り合いのケースなんだけどさ，ケイコさんが訪問している利用者さんと同じように，一見，壮大な夢（やっぱり「海外旅行に行きたい」という内容だったと思う）を語る人がいたんだって。利用者さん本人はお金の使い方がうまくない方でね。でも僕の知り合いは「いいね！　じゃあ，旅行会社にパンフをもらいに行こう」って言って，一緒にパンフレットを旅行代理店にもらいに行った。そうしたらすごくお金がかかるということがわかった。「こんなに金がかかるのか！」って利用者さんは驚いていたみたい。それで「じゃあどこだったら行けるか……」と考えて，「北海道なら何とかなるな。北海道の大草原で寝そべってみたい」と話はまとまった。それでもけっこうなお金がかかるから，利用者さんは「だったら大好きだったお菓子を食べるのを制限する！」「作業所に行ってもうちょっと稼ぐ！」と決意して，半年後に北海道旅行が実現できたんだって。僕の知り合いと一緒に行ったそう。実際に一緒に動いてみると，案外，実現しちゃったりするんだよね。

▶ケイコ　すごくいい話ですけど……。どう言ったらいいんでしょうか，何となく「いいですね！」って答えてしまうと，責任みたいなものを背負ってしまうような気がして。

▶生山　利用者さん・患者さんの夢は叶えてあげたい，何とかしてあげたい，というのは看護師ならではの真面目さでよい面もあるけど……。

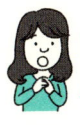 でも，真面目さが高じて，「叶えないといけない！」になるとしんどいよね。

▶安保　私もそう思います。

▶生山　あくまでその人の夢が叶うかどうか，なのだから，究極的には患者さんが考えること。そのための援助や一緒にやってあげられることを考えていったほうがいいと思うよ。

▶安保　そうですね。ちなみにそういったシチュエーションにおける僕の自分の基本的な立ち位置は"ガヤ芸人"。「ドイツ？　奥さん？　おーいいですねー」みたいな。あとはこっそり権利擁護する。たとえば費用が足りない場合，身近に援助してくれるような人がいたら「（想定としては

その方の家族に向けて）どうもお父さんは，お母さんと一緒に旅行に行きたいみたいなんですよね。ちょっとここは一肌脱いでもらって……」みたいに（笑）。どう？　"ガヤ芸人"っぽいでしょ？　ケイコさん，そこは責任もたなくてもいいと思うよ。

▶横山　本人が夢みることの実現には責任はもてなくても，その夢に背後にある思いには寄り添うことはできますよね。たとえば「ドイツ旅行に行きたい」という夢の背景に「奥さんに恩返しがしたい」という思いがあるのであれば，その思いには寄り添える。

▶ケイコ　そうですね。

▶横山　そのためには「無理じゃないか」というようなリアクションをとるのではなくて，「いいですね〜！」といったん乗ってみる。だってそうしないと，会話って生まれないでしょ？

🎣会話が生まれたら，その次の行動が生まれる

▶生山　私，「キリン飼いたい。キリンのテーマパークを作りたい」って相談を受けた時に，「いいと思いますよ。でも近くにキリンがいて，家の中のぞき込まれるのは嫌だな」なんて答えたら，罰なのかわからないけど餌係に任命された。それで何のかのあって，資金集めにキリンのLINEスタンプを作ることになったんだけどね。ちゃんと会話すれば，何らかの行動が生まれる。

▶安保　少し抽象的な言い方をすれば，その人の夢や希望って「主導権を本人が持ち続けられる」というのが大事。だって夢や希望は（頭の中にある段階では）もっとも他人から脅かされないものでしょう？　何とでも自由になる。その頭の中にあるものを具体的な行動に結びつけていく時に，なんとか主導権を手放さないように支援するというのが，1つの肝になるよね。

　そうそう，思い出した！　ある患者さんのエピソードなんだけど，入院中からいろいろと主張が強い方でね，ステーションに来てはあれこれスタッフに主張していたの。もっともな主張が多くあったんだけれど，「世の中はこうあるべき」みたいな主張だったからスタッフも勢いが目に向いてしまって「まただよ……」って，若干クレーマー扱いされていた

の。でもその患者さんはめげずに，世の中への願いとか主張とかをノートに書くようになったのさ。それが，そのうちに「ただ書くだけではなあ」と思ったのか，「詩にする」となって。

▶ケイコ　詩！

▶安保　そう，詩。世の中に対する願いや自分の思いみたいなものを詩にしてね。で，スタッフステーションに持ってくるようになったのね。けどさ，看護師は「読みますけど……もう，寝てください……」っていうリアクションだったし，医者も「……だんだん内容がよくなっていますね。……はい，お返しします……」みたいな当たり障りのない対応だったんだ。その後，その方は退院してデイケアに通うようになったんだけど，ノートに詩を書くことは続けていたんだよね。本人としてはこの詩のことを「新聞とか雑誌とかに載って，自分の思いや願いが人を勇気づけられたらなぁ」って言っていたんだ．けど，その発想は入院中の看護上の問題として記載されていた。「主張が強くて周囲を困らせ対立する」って。

▶藤田　あ〜あ。

▶安保　私も願いは叶えたいと思って，詩を見せてもらったんだけど，「これは詩というよりは青年の主張だな……」っていう印象。「これはどうしたものか」と思案していたんだけど，就労支援を行っている九州のある事業所が出版業もやっていて，その雑誌に当事者からの投稿コーナーを設けているのを見つけたのね。「もしやこれは……いけるんじゃ！」って思って，その雑誌を取り寄せて，この利用者さんに「投稿を募集してるみたいだよ」と伝えてみたら，「投稿する！」と。で，掲載された（笑）。それから投稿を続けて，半年に1度は掲載されるような常連になった（笑）。

▶ケイコ　すごい！　夢の実現ですね。

▶安保　そうなんだよ。でもここで話は終わらなくてね。奈良にある社会福祉法人が主催している音楽祭があって，その音楽祭の中で，障害がある人たちから詩の投稿を募って，詩に曲をつけるという企画があったの。最終的に音楽祭で発表されるっていう趣向なんだけど，その記事を見つけてきた利用者さんが「安保さん……これ，私の詩，出してみようかな」と。そうなったらこっちは「キタね！　じゃあ練習だ」ということ

になって，曲がつけやすいように韻律を揃えたりして一緒にブラッシュアップしていった。で，投稿。

▶荻野　まさか！

▶安保　そのまさか。当選！

▶ケイコ　すごーい！

▶安保　しかも県知事賞。

▶藤田　すごい！

▶安保　で，受賞記念で音楽祭にご招待。介助者1名まで招待されてさ。彼女は「お父さんに旅行をプレゼントしたい」ってお父さんに。

▶ケイコ　……素敵なエピソード。

> でしょ？　「安保さんも来てくれますよね？　自費で」って言われて，「う……」と思ったけど，行きましたよ！

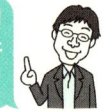

▶藤田　自費！

▶安保　自費。

▶横山　自費でも行くってところがいいね，安保さん。

▶藤田　でもさ，実際のところ，「問題行動」というところで支援がストップしていたら，この現実はないわけじゃない？　安保さんのエピソードのようにさ，すごく理想的に事が運ぶってことは稀だとしても，「問題行動」なんてとらえ方をしないで，その背景にその人の思いや希望を認めて，それを基にコミュニケーションをとっていって，現実的にアクションすることができたら，だいぶ違った結果になる人は多いと思うんだ。

▶ケイコ　そう考えると，ちょっと悲しくなってきますね。やっぱり，まずは聞く，そのことをいったん受け入れてみるっていうことが大事なんですね。今日はありがとうござい……。

▶居馬　ちょっといいですか。

▶藤田　また唐突に入ってきたね。

▶居馬　ちょっとケイコさんのエピソードとずれちゃうかもれないんですが，これまでの話を聞いていて，例えば脳梗塞になって完全回復は無理だっていう予測が出ていて，麻痺の程度も強い。そんな状況の中で

「私，治りますよね」ってイエス・ノーの返答を迫られる時には，いったいどうしたらいいんだろうって思ったのです。自分だったらどうしても薄っぺらい返答しかできないなって……。

▶安保　なるほどね。

▶藤田　それは難しいところだよね。

▶安保　そうした状況での答え方は何種類かありますよね。つまり，その人の言っている様子に合わせて段階を調整することが必要。極端なことを言えば，「明日死ぬ」という状況の人がいて，「よくなりますね」って聞かれたとしたら，それが嘘になっていても「治るよ」って言ってあげたいよね。そこにはさ，自分が死ぬってわかっていても，何らかの希望もっていきたいという気持ちがあって，相手には事実ではなくてその希望に対する保証を求めているのだと思う。だとしたら「治るよ。僕もそう信じている。だから明日も来るよ」って言ってあげたいよね。

　で，居馬さんの質問に答えるとしたら，「未来に向かって少し何かが改善していくことは十分ありえるし，できるよ」と僕なら答えるかな。「希望の感覚をもち続けたい」というその人の思いの側に自分も立っているというメッセージを伝えるために。

▶横山　看護学生もね，実習で患者さんを受け持った時に「この病気，治りますよね」って聞かれて戸惑ってしまうということをよく聞きます。患者さんは「イエス・ノー」の答えより，「治りたい」という自分の気持ちを承認してほしいと思っていることもある。だから，「治るように，一緒にがんばりましょう」と，患者さんの気持ちをまずは受け止めることが大事なんだと思います。

▶安保　その人のもっている希望に対しての承認。言い換えれば，相手が希望をもっている，それ自体に対して「OK」というメッセージを伝えられるか，ということがポイントだと思う。

▶居馬　確かに，承認することと，イエス・ノーを答えることは違いますね。よくわかりました。

▶ケイコ　居馬先輩もすっきりしたところで，あらためて，ありがとうございました。

後日の，ケイコさんからのメール

From:Keiko-Nurse<keiko-nurses-houmon@gmail.com>
Date:Thursday, June 8, 2019 18:30
To:'Houmokangostation'<houmonkangostationsaitamama@gmail.com>
Subject:希望の背景

　ケイコです。YouTubeで「ガヤ芸人」を見て予習し，友人とSSTをして，相談の利用者さんに訪問しました。ちょうど長男さんも帰省しており，家におられました。あんまり根を詰めて練習していたものだから，利用者さんが「あのドイツの件だけど……」と言いかけてところを、食い気味に，「バウムクーヘン！　おいしいですよね！」と叫んでしまいました。シーンとしました。「ドイツ，最高……」。だめだ，付け焼刃の「ガヤ芸人」ではだめだ，と一瞬で落ち込みました。が，利用者さんが今までに見たことのないくらいに目を輝かせて「ケイコさん，ドイツ好きだったの！」と反応してくれました。長男は「またこの話……」という表情をしていましたが、利用者さんは話し続けます。「おれは若い時にサッカーをしていて，けっこういい線いってたんだよ。ちょうどそのころドイツサッカーが強くてさ。ベッケンバウアー，知ってる？　『皇帝』なんて呼ばれていてさ」。そこで利用者さんの顔が少し曇ったような気がしました。奥様が寝ている部屋に目を向けて，「昔みたいにさ，スポーツマンだった頃に戻ってアレに見せてやりたいよ……」。ああ，そういうことだったのか。みなさんに相談したからこそ，わかりました。ドイツに行きたいというのは，もちろん，実際に「行ってみたい」ということもあったのでしょうか，若いころの壮健だった自分にもう一度戻りたい，その姿を奥さんに見せたい，という希望が背景にあったのではないでしょうか。そこで「〇〇さん，ドイツって町中にいろんな名所があるんですって。だったら体力が必要になると思うんです。それに体力が回復してきたら，またサッカーもできるかもしれません。今度，近所のお散歩から始めませんか」とお誘いしてみました。ご本人は「うーん……寒いしなぁ」と渋っていましたが，「〇〇さんが華麗にドリブルしている姿，見てみたいな」というと，納得してくれました（笑）。次の訪問で，近くの公園までお散歩してきます！

WRAPと"希望"と夢と

　私には3歳年上の姉がいます。昔から姉の影響を色濃く受けて育ちました。中学の部活は姉と一緒の陸上部，姉が進学した高校を志望し（結局不合格でしたが），姉が進んだ薬学部を志望する（結局，受験科目で看護の道に進みますが）など，自分の希望や夢は姉と同じで，自らが選んだものとは言い難かったです。現在の大学教員になったのも，お世話になった教授が気軽に声をかけてくれ，何となくやってみようかなという気持ちからでした。そのまま10年。私は矢山壮という名前ですが，"壮大"な夢はありません。しかし，多くの方に出会い，楽しく教員生活を送っています。楽しいと言えるのは，壮大な夢をもっている仲間と一緒に仕事ができているからだと思います。一昔前は，「はっきりとした自分の夢がないままでいいのだろうか」「何となくで始めたこの仕事でいいのだろうか」と悩んでいました。しかし，Wellness Recovery Action Plan®（以下，WRAP）と出会い，そのような悩みはなくなりました。

　WRAPとは元気回復行動プランと呼ばれており，双極性障害であったメアリー・エレン・コープランドによって形づくられたリカバリーツール*1です。毎日，健康で元気にいるために，日ごろ，自分ができる工夫を上手に使いこなすタイミングを教えてくれるシステムです。メアリー・エレン・コープランドは10年間の薬物療法の後に，薬の副作用が強くなり，そのほかの薬を使ってみても感情の起伏のコントロールが効かなくなり，入退院をくり返していました。当時の主治医に相談したところ，「病気は治る見込みはないし，元気でいるための実践方法や情報はない」と言われました。そのため，地域で元気に生活している当事者がなぜ元気でいられるのか，120名以上の当事者にインタビュー調査を行いました。その結果，リカバリーした人たちは，生活をしていくうえで「元気に役立つ道具箱」をもち，それを使っていたことがわかりました。「元気に役立つ道具箱」は元気になるもの，癒されるもの，健康を保つために役立っているものをイメージしたらよいかと思います。これを自分らしく生活するためや，調子の悪いときなどに，いつでも使えるようにしておく仕組みがWRAPです。

WRAPをつくるときのポイントになるのが，自分自身で作成していくことです。支援者から，「あなたの調子が悪いときは○○のときだから，元気に役立つ道具箱はこれがよいですよ」では，WRAPとはいえません。自分自身が，「調子が悪いときはこのようなときで，元気に役立つ道具箱はこれだ！」などと，本人が主体的に決めていくことが重要です。「最近，これを使うようになると調子いいのよ」「それいいですねーやってみるねー」などと，利用者と支援者が元気に役立つ道具箱を紹介しあい，楽しむことでお互いがリカバリーできると思います。

またメアリー・エレン・コープランドの調査から，リカバリーした人たちには，共通した特徴「希望」「責任」「権利擁護」「学ぶこと」「サポート」（これらはリカバリーのキーコンセプトと呼ばれています）があることもわかりました。リカバリーのキーコンセプトは，シチュエーション⑨で登場したの利用者さんの発言にあてはめてみるとわかりやすいかと思います。

- 「希望」→ドイツ旅行に行きたい。
- 「責任」→自分でドイツ旅行に行きたいと決めた（他人が決めたものではない）。
- 「権利擁護」→ドイツ旅行に行きたいとまわりの人に声を出して伝えられた。
- 「学ぶこと」→旅行のパンフレットを見てどのくらいお金がかかるかを学ぶなど。
- 「サポート」→支援者と一緒に旅行会社へ行くなど。
        （「学ぶこと」と「サポート」は例としてあげています）

このようにみていくと，この利用者さんはリカバリーしている人の特徴を網羅できていると考えられます。ここでポイントになるのが，本人が主体的であることです。支援者が「あなたは○○を学ぶべきだ」「サポート

にはこれが必要だ」などではリカバリーは進みません。本書で何度も語られる訪問看護の支援者の役割と同じです。まさに支援者が「ガヤ芸人」のように黒子に徹することです。

　WRAPは，このリカバリーのキーコンセプトと常に連動しているものだと思います。WRAPを使うことで，自分らしく生活することができたとしても，一方で，希望がなかったり，自分で選択していなかったりなど，リカバリーのキーコンセプト満たされなければ，リカバリーはできていないといえます。WRAPとリカバリーのキーコンセプトを上手に生活に組み込むことで，自分らしく生活でき，自分の夢や希望に接近することができると思います。

　最後に冒頭の私の話に戻ると，リカバリーのキーコンセプトを学んだことで，自分の責任で選んだこの人生を受け入れることができました。人生はいろいろなことがありますが，仲間の壮大な夢を私の「希望」として，これからも教員を続けていきたいと思います（矢山 壮）。

＊1　リカバリーとは，「人々が生活や仕事，学ぶこと，そして地域社会に参加できるようになる過程であり，またある個人にとってはリカバリーとは障害があっても充実し生産的な生活を送ることができる能力であり，他の個人にとっては症状の減少や緩和である」と定義されている[1]。

引用・参考文献
1) 国立精神・神経医療研究センター　精神保健研究所　地域・司法精神医療研究部ホームページ
https://www.ncnp.go.jp/nimh/chiiki/fukki/about/recovery.html

ストレングスを「紹介力」から考えてみると

　この相談では、"できる・できない"という能力的な視点からの転換（拡大）がテーマになっています。このことと関係が深いのは、障害に関する見方、ストレングスに関する見方です。

　障害を英語で表現するとき、大きく3種類の表現"impairment"、"disability"、"disorder"があります。この3種の違いを、自動車事故によって両足を骨折して歩けなくなり、車いす生活をしながらリハビリテーションに取り組む人の例で考えてみましょう。

　Impairmentというのは、機能の障害そのものを指します。今回の例では、両足を骨折していることはImpairmentです。治療や自然経過によって骨が接合して回復すると、Impairmentは治癒あるいは軽快します。次に、disabilityは、ある環境において何かができないことをいいます。今回の例で、段差のある環境で暮らすことになったら、車いすに乗ったままではその段差を乗り越えられませんね。これは本人と環境の不適合を指し、disabilityと捉えて解決を図ります。方法としては、松葉杖や上腕の力などで本人が段差を乗り越えられるようにするリハビリテーションの観点と、段差をスロープに変えたり介助者が常にいる状態にすることで車いすでも乗り越えられる環境調整の観点があります。つまり、disabilityは本人に対する援助と環境に対する働きかけの2つの側面があります。

　さて、disorderは、自己内や自己と周囲の不調和に関する言葉です。たとえば、事故を受けた交差点にいくと厄介な記憶がフラッシュバックしてしまうとします。これは能力の不足でも環境への不適合でもなく、その人のなかで精神的動揺をきたす場面があることを意味します。また、周囲の人は感じないことを感じることで、交差点に行くたびに孤独を感じてしまう可能性が十分にあります。ちなみに、統合失調症によって幻聴が聞こえるとしたら、「その声はほかの人には聞こえていない」という他者との違いによる孤独感と関連した苦悩があります。このdisorderはその人に生じる苦悩や周囲との不調和を主に意味しますので、周囲の人々の十分な理解やかかわりがあれば精神的苦悩はとても小さくなります。ちなみに精神障

害は英語ではmental disorderと呼びます。

　アメリカ精神医学会では，性的マイノリティの方々に「性同一性障害」という診断を用いることをやめましたが，それは性的マイノリティであることを「障害(disorder)」とせず，周囲の人々や世の中の側に障壁があることを意味します（性的マイノリティであることが原因となって精神的苦痛が生じる場合の援助とは，性的マイノリティであること自体は問題ではなく，そのことで苦痛が生じている状況〈環境〉を課題として援助します）。

　このような背景のもとで行う心理社会的な援助の基盤になるのが，ストレングスモデルです。カンザス大学のチャールズ・ラップと日本福祉大学の野中猛によって日本に紹介され，disorderによって挑戦する機会や人との連帯が失われることに対して援助が必要という考え方です。この時に着目するストレングスは一般的に「強み」と訳しますが，私は「魅力」と付け加えています。なぜならストレングスは能力に留まらず，資源や機会，関心事(好きなこと)や性格，人間関係などを含んでいる，「チャンスや発展といった回復につながり得る可能性の源泉」のような意味合いだからです。

　さて，ストレングスを活かした支援を組み立てる時には，その人が輝く場所や人間関係を見つけて紹介する「紹介力」が威力を発揮します。紹介とは，「こんな場があるよ」と当事者に紹介することに留まりません。紹介したい場にいる人たちに「今後，この場に関心がある人が来ると思うから，よろしくお願いします」と伝えることも援助になるわけです。新しい場に当事者を紹介する時，「〇〇障害でうまくいかない△△さん」とだけ伝えたら，いわゆる失礼な紹介ですよね。そう，ストレングスモデルとは，普段の私たちの社会通念の範囲で行っていることを，精神障害の方々への援助にもきちんと使いましょう，というモデルなのです（安保寛明）。

引用・参考文献
1) チャールズ・A・ラップ，リチャード・J・ゴスチャ，田中英樹監訳 (訳)：ストレングスモデル第3版—リカバリー志向の精神保健福祉サービス. 金剛出版, 2014.

シチュエーション⑩　身体合併症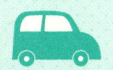

糖尿病治療にまったく乗り気じゃない人

─「好きにさせてくれ」と言われましても

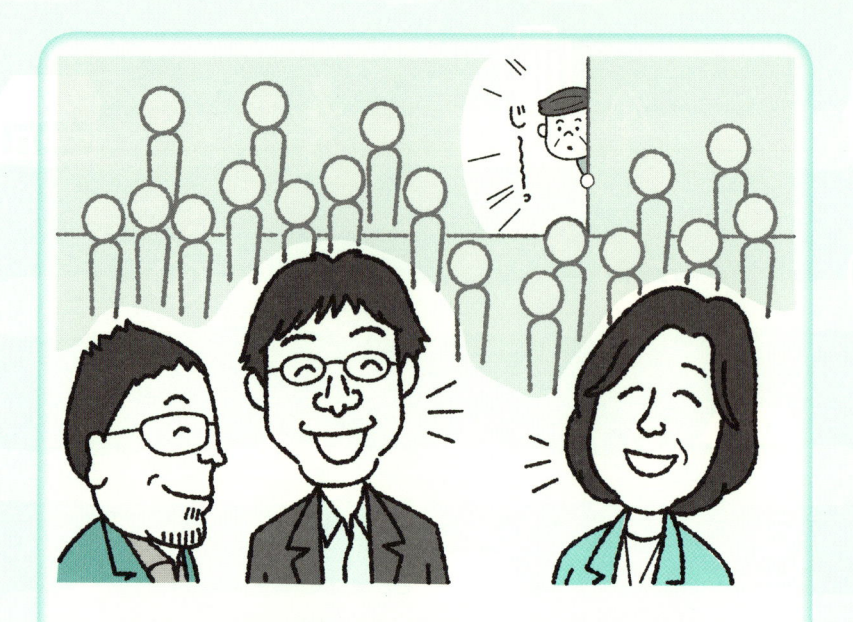

第1回事例検討会の懇親会にて。

事例検討会，大盛況だったね。しかし初顔合わせの人も多いのに，みんなすぐに打ち解けてさ，すごいよね。こういう場をみんな待っていたんだね。

後は定期的な開催のために，どういう仕組みを作っていくかだね。

 あの……。

あ，はい！　今日は参加していただいてありがとうございます。

 ご案内いただいて，こちらこそありがとうございました。

（渡された名刺を見て）藤田さん，カオルさんの勤務するステーションの所長さんですよ。

いつもウチのがみなさんに相談を受けてもらっているって聞いていました。本来であれば，当方のステーションでいろいろと教えてあげることができればいいんですが……。

気になさらないでください。1つの施設では学ぶ機会も限定されてしまうでしょうから。

私がアドバイスしようにも，娘と一緒で精神科の経験が少ないものですから。

娘？

ああ！　カオルさんのお父さんでしたか。ちらっと話には聞いていたんですが，やはりお父さんのステーションで働いていたんですね。

娘と違って，私は引っ込み思案の性格ですから。なかなかこうした場に出向くことは少なくて……。ただ相談から帰ってくると，娘は本当にイキイキしていて。だから今後，地域の支援者同士がこうやって集まる機会が定期的にできるのであれば，とても喜ばしいなと。恥ずかしながら，私にとっても。……私自身，困っていることばかりですから。

田端さん，この後の懇親会，来られますよね？

いや……今日はここで……人見知りするたちなので。

せっかくの機会なので，田端さんが困っていることをみんなで聞きますよ！

40代中盤の男性の利用者さんへの訪問。利用者は統合失調症に糖尿病を併発している。抗精神病薬の影響やその他の要因で糖尿病の状態が続いていた。訪問時，糖尿病に関する治療の必要性を説明し，処方されている降下薬の適切な服薬を勧めるが，訪問時の確認では，まったく服薬している気配がない。このところ血糖値が危険な水域に達し始めているため，強く説得しているが，本人は「自分の好きにさせてくれ」と話している。「今まで病院で不自由な生活をしてきたんだ。自分の好きな時に好きなものを食べさせてくれ。それで死ぬなら本望だ」とまで言っている。このように糖尿病治療にはまったく乗り気ではない。何とかこの利用者への行動変容を促したいのだが……。

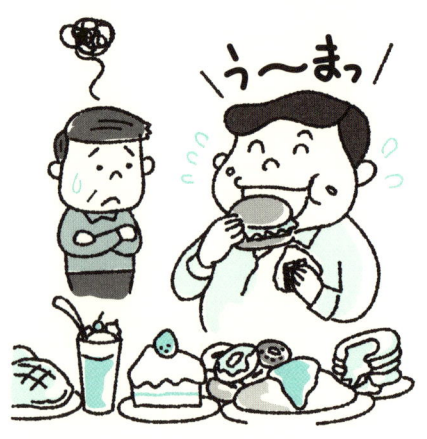

身体疾患そのものに注目するのではなく

▶藤田　精神科領域では身体的な合併症をもつ人は少なくないですよね。特に糖尿病。田端さんの相談のように，かなり血糖値が高いのに，お菓子をぱくぱくぱくぱく食べている人は少なくないです。おいおい，大丈夫かなって思うんだけど，本人は「好きなもの食べて死にたい」と。「自分の人生だ」って。

▶田端　まさにそんな方なんです。

▶藤田　どう，川本さん？

▶川本　僕はまだ大丈夫。糖尿にはなっていない。

▶藤田　違うよ！　そんな利用者さんがいらっしゃるかって聞いている

の！

▶川本　ああ，そっちか。多いですよ。けっこう多い。だけどね，訪問看護の場合だと，「自分の人生なんだから好きにさせて」って言われてしまって，対応がしづらいのも現実。

▶田端　やっぱりそんなものなんですか……。

▶片山　僕の知っている同じようなケースですと，街中で「もう死ぬ！」って暴れて入院して，退院した方に訪問に入ったケース。この方はアルコール依存症もあったりして，なかなか大変だった。僕たちが訪問に入った時点で糖尿病はかなり進んでいた。家族の協力も得たかったのですが，それはなかなか難しくて，僕らが内科の病院に一緒に同行したり，行政との連携で生活保護を申請したり，そんな形で動いていました。

▶田端　それはなかなか難しいケースですね。

▶片山　「やはりまずは糖尿病を何とかしないとですね」ってアプローチをかけていたのですが，本人は「今のままで十分です」と言っていて，話が進んでいかない。「これは手ごわいぞ」と。ですから思案して，別の観点からアプローチしていくようにしました。

▶田端　どんな風にですかね？

▶片山　ある時「何か背中や腰が張っちゃって」と話すので，それなら身体からアプローチをかけていこうと，マッサージをしてあげているんです。そうすると，糖尿病以外のいろいろな話題が出てきます。「回り道」じゃないですが，糖尿病以外の話題から，徐々にその話にもっていけないかって思っているんです。最近だいぶ，変化の兆しが出てきましたね。

▶藤田　そこは慎重にやらないといけない局面だよね。

▶片山　そうなんです。僕らの訪問が唯一の社会との接点なので，ここが切れてしまうと，誰にもかかわりがなくなってしまう危険性がある。

▶安保　その人の状況や段階にもよりますが，「糖尿病は怖い」ということを前面に押し出してかかわるより，別の観点からアプローチしたほうがいい場合はありますからね。

▶藤田　樹里ぽだったらどうする？

▶荻野　うーん，病棟で働いていた時に，外出に出たっきり帰ってこなくて，結局，病院の近くのファミリーレストランに朝から晩までずーっといて，エンドレスで食べ続けた人がいたことを思い出しました。

▶藤田　つわものだね。

▶荻野　そうなんです。その人は病院にいる間は食事の管理がありました。ポテトチップスは1日3枚とか。

▶藤田　3枚（笑）。3枚はきつい。

▶荻野　その人は，"私は好きなだけ食べます。食べて死んでもいいです"みたいなものを一筆書き残していましたね。田端さんの話を聞いて，ふと思い出しました。たぶん，病院で食事を管理されてきて，いざ自分で生活するとなった時に，「好きなものを好きな時に食べたい」なという気持ちがすごく強くなったのかなって，これまでの訪問看護の経験から思いますね。

　……誤解があるかもしれないけど，糖尿病治療にまったく乗り気じゃない人に「乗り気にさせる」という目標は果たして正しいのだろうかってちょっと思ったりもします。ファミリーレストランで朝から晩まで食べ続けていたあの患者さんを思うと，制限をかけて長く生きる人生と，好きなもの食べてパッと死んじゃう人生と，どっちがいいのかなぁとか考えてしまって。まあ，糖尿病ってパッとは死ねないんですけどね。

▶田端　難しいところですよね。倫理的な問題も絡んでくる。私も病院勤務が長かったのですが，地域で暮らしている患者さんの血糖値って思いのほか高いですよね。病院だったらすぐに管理しなければいけないレベルで。しかし，訪問看護を続けていると，こうした状態でも曲がりなりにも生活ができているんだったら，「これはこれでいいんじゃないのか」って考えなくもありません。死ぬことを覚悟して「本人がこのままでいい」って言っているのならなおさら。荻野さんが言ってくれたように「どっちがいいのかなぁ」と……悩みますね。

🎵一緒に試行錯誤ができる関係へ

▶藤田　結局，本人が自分の人生を，責任をもって生きている，というところと，身体的な問題のバランスのとり方だよね。この境界をどう設定するか，これは難しい。

▶安保　少し視点を変えてみましょうか。やや教科書的・病態的にいえば，血糖値の高い状態が続くことで，ヘモグロビンに結合する糖の量が

多くなるので，そのぶん，脳に十分な酸素が行き渡らない可能性がある。その結果として時間帯によっては意識レベルが低くなったり，反応水準が低くなったりする。糖尿病の患者さんは時に性格的な問題点をいわれることがありますが，それは病態に基づくものでもある。簡単にいえば，集中できている時間と集中できない時間がある。状況を全体的に理解して，理知的に動くのではなくて，その場の勢いで物事を判断してしまうこともあるということ。

このように考えていくと，ある時点で「自分の好きにさせてくれ」と言ったけれど，その後でその言葉を後悔しているという可能性も見えてきますね。問題を突き付けられて，そこから回避するために「好きにさせてくれ」とは言ったものの，本心としては「もっと長く生きたい」と思っているかもしれない。その可能性を残しながらかかわらないといけないと僕は思いますね。これは精神科看護に関連するような話です。

糖尿病へのケアってカロリーとか血糖値など，「プラス・マイナス」「イン・アウト」に注目しがち。でも，ストレスコーピングという観点から考えることもできると思うんです。そうすると「血糖値が高いから○○は制限・管理」という視点とは別の，もっとニュートラルなところでかかわれる。後で触れるかもしれないけど，パーソナルリカバリーに近いところ，つまり利用者さんが「自分らしくいられる」というところに着目してかかわりがもてる。僕はそんな風に思っているんだけどね。

▶田端　あぁ，その観点はなかったな。その場限りで言っている可能性か。

▶安保　そう。それとは別の観点からもう1つ。食へのアディクション（依存）という線も考えられます。アディクションの基本的なパターンは「人に依存できないことで物質に向かう」というものです。だから，その人に頼られたり，打ち明けられたりすること，それに対して「こういう自分でもいいんだ」と思わせてくれる誰かがいる，という感覚を当人がもてるか。これも大事な観点です。

▶藤田　ああ！　それってまさに訪問看護の仕事じゃないか！

▶安保　まさにそうなんですよ。訪問看護師がもっともその「誰か」になりやすい。

▶荻野　そう考えていくと，「糖尿病の人」への見方がかなり変わります

ね。

▶安保　だからといって,「あなたは『食』への依存症だ」って突き付けちゃうと,「なんてこと言うんだ！」と関係が切れてしまう可能性がある。先ほど,脳に十分な酸素が行き渡らない可能性があって,その結果として時間帯によっては意識レベルが低くなったり,反応水準が低くなったりするって説明しましたよね。逆に言えば,調子のよい時もある。いわば二面性があって,調子のよい時にアプローチできると,かかわりはしやすいと思います。

▶田端　相談している利用者さんにもそうした面があるかもしれません。訪問の時間帯によっては,ちゃんとこちらの話を聞いてくれる時もありますから。

▶安保　その時がかかわりのポイントでしょうね。

▶荻野　食べることじゃなくて,ある意味で田端さんに「依存」してもらうように,シフトチェンジする。

▶藤田　そういうことだね。訪問看護師の腕の見せどころだ。

▶安保　そうですね。「依存」する先の人物は,いわゆる運命共同体とされる家族や上司・部下ではいろいろ難しさが出てくる。

▶田端　またそれはどうして。

▶安保　利害関係が前提にあるから。家族も職場でのつながりも,どうしても利害関係が出てくる。利害関係がある相手だと心理的に「依存」しづらいものです。訪問看護師ぐらいが,心理的に「依存」する先としてはちょうどいい（笑）。

▶藤田　そうね。

▶荻野　家族はダメなんだ。

▶安保　ダメというか,家族は利害関係の最たるものですからね。結婚とか,財産分与とか（笑）。でも利害関係みたいな表現をすると生々しくなってしまうから,みんな何となくメルヘンなベールで包むという……。それは置いておいて,荻野さんがさっき,「糖尿病治療にまったく乗り気じゃない人に『乗り気にさせる』という目標は果たして正しいのだろうかってちょっと思ったりもする」って言っていましたが,ある部分では正解で,あるレベルの人には,別観点からのアプローチが必要。

▶田端　打ち明け話をされるくらいの"いい関係"になるということを目

標にする。

▶安保　端的にいえばそうです。相手から「自分に対するほめ言葉が出る」というのを（短期的な）目標にするのもよし。たとえば，「今までの医療者たちは自分に『ああしろこうしろ』と注文をつけてきたけど，あなたはそんなことしなくて，よく我慢して付き合ってくれている。今までの人とは違う」と言われたら，1つ目の段階はクリア。そうなれば，どこかのタイミングで，「ところで〇〇さん，今まで食べることでご苦労を抱えてたんじゃないですか」と水を向ければ，それまで言いづらかったことを話してくれるかもしれない。

▶片山　そうすると僕が最初に話した利用者さんが最近，「何か背中や腰が張っちゃってさ」と自分からマッサージを求めてくるというのは……。

▶安保　第一段階クリアですよね。

▶片山　ということですね。あまり自分からそういった要求をする人ではなかったのですが，最近では「今日も（マッサージを）お願いします」と，訪問が始まってまずは言われます。それまでスタッフも行き詰まり感があったのですが，それをきっかけに，その人を苦手だと思っていたスタッフも，うまくかかわれるようになっていったんですよね。

▶安保　それ，すごくいいかかわりだと思います。お互いの恐れが少ないいい感じの関係性に思えるな。

▶片山　血糖値のことばかり話していたのでは，話題がそればかりになるし，「腹の探り合い」みたいになったりしていたかもしれない。

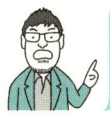 最終的に"仲間"としての存在になって，一緒に試行錯誤できる関係性をつくれるのかどうかなんだよね。

「OK」と言ってあげられる人になる

▶荻野　私もそこが大事だし，原点だと思う。だって相手に自分のことを信じてもらえなかったら，何を伝えても響かないじゃないですか。

▶藤田　僕，いろいろな場所で精神科訪問看護に関する講義をさせても

らうんだけど，参加者にいつも必ず伝えるのが，「『あんたの言うことだったら，聞いてみてもいいよ』と言ってくれた時に，初めて看護師としての専門性が発揮される」ということなんだ。いくら専門的な知識や技術をもっていても，「あんたのいうことは聞きたくないよ」と思われているようでは，専門性はあまり役に立たない。

▶安保　先ほどちょっと触れたパーソナルリカバリー，つまり「自分らしくいられること」という観点から言えば，「その自分らしくいられる」自分のそばに誰かがいて，かつその人が「自分のことを『その自分らしくいられてる』と考えていてくれてそうだな」と思える感覚が大事だと思うんですよね。「自分らしく」っていうのは，必ずしも「いい状態」であるわけではない。黒々としたものが渦巻いていたり，「今日はダメだな……」というのも，「自分らしさ」。それをひっくるめて，「OK。それもまた人生」としてくれる誰か。

> ダメなところもひっくるめて，OK，それもまた人生……か。いいですね。

▶安保　ほめるのでもけなすのでもなく，OK。訪問看護師がOKしてあげられる「誰か」になれたら，素敵だと思います。

▶片山　そうか，ほめる一辺倒でもよくないのか。

▶藤田　「ほめる」というのはどうしても上下の関係性が出てきてしまうから，たとえば親子という関係なら効果があるんだろうけど，対利用者さんの場合，別の意味合いが出てきてしまうからね。

▶安保　それもあり得るでしょうね。とにかく，「行く川の流れ」だと思えばいいんですよ。

▶田端　行く川の流れ！　素敵な表現だ。そこにある存在をそのまま受け止める，そんな姿勢ですね。

▶荻野　なんかもう，達人の域みたいですね。

▶藤田　樹里ぽもそういうところあるよ。

▶荻野　ありますぅ？

▶藤田　あるある。

▶荻野　喜んでいいんですよね。

▶藤田　もちろん。

▶田端　今日，こうやってお話を伺って，私自身，血糖値のコントロールのことにばかり目が向いていたことに気が付きました。次からの訪問で，少し違った観点からアプローチしてみます。

後日届いた，田端さんからのお手紙

拝啓

風薫るさわやかな季節となりましたが，お変わりございませんか。過日は
ご多忙の折に，私の相談に乗っていただき，父娘ともども，心より感謝申
し上げます。

さて，その後，当の利用者様に訪問をいたしました。アドバイスをいただ
いたように，利用者様にとって「信頼してもらえる"仲間"になろう」と意
気込んでいましたが，部屋のゴミ箱に残されたメロンパンの袋の束をみて，
つい「メロンパンはかなり高カロリーなんですよ。知っていました？」など
と，いつも通りの対応をしてしまい，意気阻喪。利用者さんも「何だか来て
もらうたびにお小言を言われて，嫌になる」と仰います。相談を申し上げた
折には，「そんな風にかかわればいいのか」と目からウロコでしたのに，実
際に利用者様に面と向かうと，自分に染み付いた看護の方法がついつい出
てきてしまい，情けないばかりです。

その次の訪問は，私が所要のため，「難しい利用者さんだからね」と念を押
して，娘のカオルに訪問をしてもらいました。するとどうでしょう。カオ
ルは「○○さんに『あんたは親父さんと違って，俺の気持ちをわかってくれ
るんだねぇ。いい看護師だよ』」と言われたというじゃないですか。びっく
りです。どんなことを話したのかと聞けば，「別になんてことないよ。『私も
メロンパンが好きで，むしゃくしゃして一気に３つくらい食べる。もう体
重なんか気にしない』って言ったら，『そうそう！』って」。娘よ，太るぞ，
とも思いましたが，それは抑えて「他に何か言っていたか」と聞くと「『体重
やらカロリーやらの話ばかりで，俺の話を聞いてくれないから，何か腹が
立って，ドカ食いしちゃうんだ』って。また私に訪問に来てくれるかなって。
私は別にいいよ，所長！」。私は唖然となりながらも，以前，ご相談で受け
たアドバイスを娘に語りました。「お父さんから言われてもあんまり説得力
ないけどなぁ。それに依存されるのもイヤだなぁ」などぶつぶつと言ってい
ましたが，カオルなら，この利用者さんにとって，"仲間"に，OKと言って
あげられるような存在になれるかもしれません。私も，折をみてこの利用
者さんに訪問してみたいと思います。

敬具

体は話さないが心を語っている

　私は作業療法士の国家資格を取得後，総合病院の身体障害領域で6年半，急性期から慢性期の身体障害の方々にリハビリテーションを提供してきました。身体の機能の回復はとても重要なことです。しかし，医療を提供する側や患者さんの家族などの周囲の人たちは，病気やケガばかりに気をとられ，患者さんの思いや精神的側面へのかかわりが少ないのではないかと感じていました。科学的根拠はないのですが，患者さんの注意が患部の回復にあまりに強く向くと，なぜか患部の炎症が続いたりするという印象があります。逆に，なかなか状態が落ち着かない場合に，「仕方ないよね」と笑ってあっけらかんとしているほうが，案外早く回復したりするように思います。

　身体面と精神面が密接に関係していると考えるようになった私は，一念発起して身体障害領域から精神障害領域に移ってきました。当初，精神科の病院に勤めようとしましたが，地域に暮らす方を訪問してリハビリを行うほうが，その人となりに密接にかかわることができると感じ，よき仲間との縁もあって精神科訪問看護に携わるようになりました。

　訪問看護では，体の状態をアセスメントすることで心（精神）の状態を感じとり，それを日常生活と関連づけて本人に伝えるようにしています。たとえば，自分では気づかない精神的な疲れやストレスの蓄積により，身体症状として肩や首のコリ，頭痛，倦怠感が表れることがあります。また精神的，身体的な不調により活動量が変化したり，日常生活のなかで立ち作業が長時間続いたり，うずくまった姿勢を続けたりといった偏った動作を無意識に続けてしまうこともあります。そういった身体症状や生活状況から，精神的な状態（好調や不調）の変化に気づけることもあることを，私は訪問の現場で伝えています。

　もし読者のみなさんが利用者さんとのかかわりの場面で，「もうひとスパイス加えたい」と思っていたり，利用者さんが身体の不調を訴えたりしているのであれば，肩や首，痛い箇所，違和感がある箇所に触れたり，リラクゼーション（マッサージ）をしながらかかわってみてください。毎回

同じ症状ではなく，少しずつその時々によって変わっているのが伝わってきます。美容院で髪を切っている時や，マッサージを受けているときに話が弾んだり，リラックスして話がしやすかったりという経験はありませんか？　触れ合ってかかわることで，利用者さんの違った一面や，「意外と身体をほぐすのが上手」という自分の一面が見えてくるかもしれません。一緒に体操やストレッチをするだけでもいいでしょう。1つ注意点をあげると，急に体に触れたり，「私は体を触るとあなたのことがわかるんです」などと言って近づくと，パーソナルスペースに踏み込んでしまい，驚かれたり関係が崩れてしまう可能性もあります。私の工夫としては，信頼関係が築けている別のスタッフから利用者さんに，「心と身体はつながっている」という説明を少しずつしてもらい，心と身体のつながりに詳しい人がいるということを伝えてもらうことでスムーズに関係を始められます。利用者さんの興味のあることや思いを傾聴しつつ，しゃべりながら触ることなども緊張をほぐし，利用者さんとの距離を近づける工夫だと思います。

　よく「心と体は密接に関係している」といわれます。そのため，バランスよく，心と身体の状態の関連を見ていくことが大切だと感じています。特に精神科訪問看護では，「病気や症状ありきの医療者と患者」というかかわりの以前に，心も身体もすべてを含めた「人としてのかかわり」「身体やこころとのふれあい」が基盤になるのだと，私は感じています（居馬大祐・藤田茂治）。

引用・参考文献
1）佐藤善久：日本と世界の作業療法の動向（現職者共通研修資料）．日本作業療法士協会, p21, 2013.

食へのアディクションという見方で食行動を考える

　心身合併に関する看護で重要なことは，生理的な理解を適切に行いつつ，生活習慣を通じて療養行動の改善を図ることです。このコラムでは，相談でも話題になったアディクションに関する考え方を後半で紹介して，生活習慣への働きかけを考えてみましょう。

　行動変容の目標は，「食事への関心を高めること」というよりは「関心をあまり払わずとも良好な生活状況になっていること」なので，数値や賞罰で他人がコントロールすることは長期的には成功しません。たとえば，間食をしないという目標を誰かが押し付けても，本人には負担感が増している状態なので，その目標がなくなった時に間食が再開される可能性が高いです。

　食行動に関する理解で重要なことは，食への欲求はマズローの欲求階層の下層にある生存欲求であり，欠乏欲求（満たされない状態が不快である欲求）であるという観点です。つまり「食べない」を目標にすると「不快を我慢しなさい」という不合理な目標になるため，食べない状況を達成しても不快を伴う喜びになります。では，我慢した後で食べるとどうなるでしょうか。「美味しい」に加えて「食べた（我慢から解放された）」という快の感情もついてきて，ますます依存する可能性が高まります。依存症は，このような経験をくり返すうちに，快の感情を予測した時に行動の制御が効かなくなってしまった，と解釈するといいと思います。

　ですから，そんな行動習慣に対する考え方の中に，ストレス緩和と対処の考え方を取り入れてみましょう。食行動が短期的な快の感情と結びついている可能性が高いので，それ以外に不快な感情を緩和する行動を増やします。ここでいう快の感情とは，うれしい，楽しいといったものだけでなく，落ち着く，安らぐ，といった穏やかな心地よさもイメージするといいと思います（マインドフルネスは，落ち着く，安らぐといった側面に注目した方法です）。イメージすると安心できる人や場所や行動を見つけておくと，快を追い求める欲求を緩和する可能性が高まります。

　さて，相談の中で人に対して依存できることを紹介しました。依存症ケ

アの分野では，依存行動に陥りやすい代表的な兆しをHALT（Hungry：空腹，Angry：怒り，Lonely：孤独,Tired：疲れ）と呼んでいます。確かにこれらは不快な状態ですね。そんな時，人と会うと，少なくとも孤独は解消されるし，心理的な疲れも和らぎますよね。さらに，人と会った記憶は思い出しやすいので，会わないでいる時間も安心感をもちやすくなります。何よりも，人と会うことでつながりがもてるという自己承認がもてますから，恥の感覚や罪悪感が緩和されて快の感情をもたらすこと（食べることなど）に流されない勇気をもちやすくなります。

　さらに，人とつながるという方法は，相手があることなので不確実ですし，約束を取り付けて会う場合には時間もかかります。そのため，安心感をもてる人とのつながりができると，「即時に」「確実に」快の感情を得るというかかわりから卒業しやすくなります。これまでの相談でも話題になってきた「多少の不快を受け入れる」ことの可能性を高めることができます。目の前に生じた不快に振り回されず，あるいは頭に浮かんだ快の刺激に振り回されずに行動する可能性を高めます。また，もしも家族や職場での責任感や罪悪感が強い場合には，心理的距離が近いことと関連するかもしれません。相談中で話題になったような「OK（承認すること）」を発することで，自分の時間や感性を大事にすることができ，ストレスに対処するための時間や方法を増やすことができるかもしれません。

　何よりも，依存症に関するケアと同じで「その人のやる気がない」というような精神論ではないことが重要です。せっかく精神看護を学んだのですから，単にほめる，けなすではなく（評価や賞罰ではなく），衝動的な食行動につながりそうな時にどうするか，依存や衝動性に対する援助のチャンスだととらえていきましょう！（安保寛明）

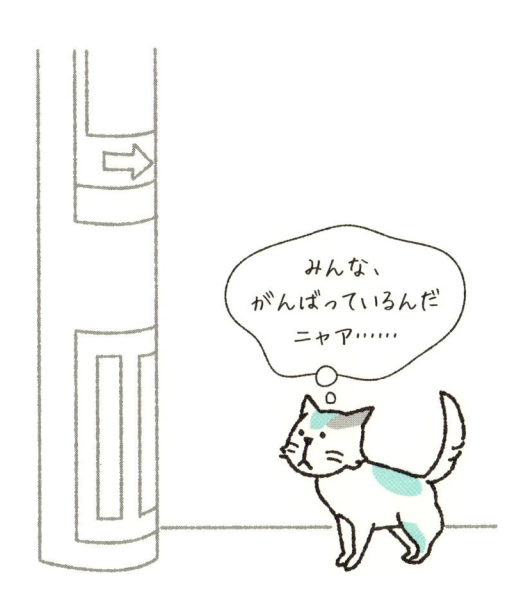

埼玉県精神科事例検討会について

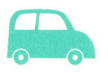

　精神科訪問看護を巡る一風変わった物語はこれにていったん終了です。さて，本書の中でもサイドストーリーとして語られ，紆余曲折ありながらも最終的に無事立ち上げとあいなった「埼玉県精神科アウトリーチ研究会」。これは架空の研究会ではありません。精神科のスペシャリストが核になり，現在も旺盛に活動する団体です。最後に，この研究会が継続して開催している埼玉県精神科事例検討会（以下，事例検討会）について紹介したいと思います。

　当事者のご家族が埼玉県さいたま市のこの地域を何とかしなければいけない，多職種のアウトリーチサービスをつくりたい，という思いから，行政保健師，医師・看護師・PSW・家族会，大学の教員などが参加する「ACT推進会議」が設立されました。その後「メンタルヘルスネットワーク会議」へと名称が変更されることになります。

　ちょうどそのころ藤田茂治さんが大阪から埼玉県に拠点を移し，会議に参加するようになりました。その藤田さんより「精神科の地域ケアにかかわっている支援者が集まって，困難に感じているケースを話し合い，ケアに活かせる場をつくれないだろうか」という提案があり，事例検討会が開始されました。

　精神科領域の看護師は，「つながりたい」という思いを強くもっています。ただ，自施設以外の人とつながるのを苦手にしている人も少なくありません。しかし，事例検討会という場で，それぞれの病院・施設の考え方がよく見えてくることで，連携が図りやすくなります。当然，こうしたネットワークは，患者

さんや利用者さんのためにもなります。端的にいえば，事例検討を通じて参加者と「仲よくなる」ことで顔の見える関係になり，実際の仕事上の連携のハードルが下がり，精神科の看護や地域ケアの質が上がってくるのです。

　実際の事例検討会では，参加者が事例に関する質問する時には「それは違うんじゃないか」と否定的な意見を出さないようにしています。もしそれを許してしまえば，事例を発表する人も参加する人も，嫌な思いを抱いてしまうし，次の参加につながりません。そのため，「参加者みんながこの場に安心して存在できるための合意」を大事にして，批判されたり「何か物申したりする場」ではないことを確認しています。参加者から「自分はこう思う」という意見は出されますが，「これが答えだ」という断定が起こらないような配慮がなされています。その意見をどう考えるかは発表者や参加者の自由です。この他，事例検討会の鉄則として「1人で演説する」「教えてあげる」という態度をとる，というのはNGとしています。

　最後に，事例検討会の後に行われる"懇親会"の重要性について触れたいと思います。懇親会では，事例検討会が「モヤっ」とした形で終わっても，その場でアウトプットができる効用があります。しかも懇親会の場面ではお互いがより距離が近くなるため，「仲間」になれます。そうすると，その後，実際の仕事の中でも（ある程度節度を保ちながらも）率直に意見を言える自由な関係が生まれます。

　本書は訪問看護師が利用者に対して「隣人」そして「仲間」になることの大切さが存分に語られました。この大切さは当然，利用者・家族を取り巻くネットワークを形成する医療・福祉関係者にも通じるものだと思います（横山恵子・藤田茂治）。

おわりに～最高の心のケアは喜びの共有と祝福

　本書の企画に携わってきたことを，心の底からうれしく思っています。
　藤田茂治さんと私をつないだのは，WRAP®（元気回復行動プラン）で
す。私にとって「自分の心の元気は自分でつかむ」というWRAP®の背
景にある考えはとても力強くて元気づけられ，何より藤田さんの生き方
がその力強さを実感させてくれます。藤田さんの前著で，この本の出版
元でもある精神看護出版による『WRAP®を始める！』に収録する対談の
ために，私は埼玉に行く機会ができ，藤田さんとその仲間たちに出会う
ことができました。その後，本書の前書きに藤田さんと横山恵子先生が
書いてくださっているような研究会との出会いがあり，あっという間に
今日を迎えているわけです。
　私は，2010年から2015年まで，岩手県盛岡市にある未来の風せいわ
病院で働いていて，厚生労働省のモデル事業だったアウトリーチ推
進事業を通じてアウトリーチにかかわりました。また，2010年3月ま
では東北福祉大学附属病院（せんだんホスピタル）に設置されたACT
（Assertive Community Treatment：精神障害を有する人への地域包
括支援）のチーム立ちあげにかかわりつつ，ピアサポーターとの協働や
伝統的な訪問看護との特徴の違いを調査していました。その過程で埼玉
県の家族会の1つ「もくせい会」にも出会い，その活動を支援している横
山先生のことを知るにいたりました。
　私が未来の風せいわ病院で働いている時には，家族教室に参加した家
族のもとへ退院した方は再入院率が下がっていることを学会で発表した
り，アウトリーチチームにピアスタッフとして3名の当事者を迎えたり，
リカバリーを感じられるようなイベントを開催したり，人と街が元気に
なっていく様子を経験していきました。その取り組みは病院の職員だけ
でなく，患者さんと呼ばれる当事者の方々や岩手に愛着をもつ地域の
方々と共同で行ったことでした。そのため，山形に拠点を移してから4
年が経過した現在でも，当時を一緒に取り組んだ方々とは，相談支援従
事者研修やWRAPクラスなどのいろんな形で繋がりが続いています。
　思い返せば，私はかつて，この世界は広くて深くて，自分にできるこ
となんてないかもしれないと感じていました。でも，その感覚は，世界

が広くて深いからではなく，自分がまだ何もしていなかったからだと，いまでは思います。それから20年が経過する間に，私は何人もの人に出会い，何人かの人が回復していく過程を支えることができ，その何人かの人たちが誰かのために貢献している様子を感じることができています。リカバリー的な言い方をすれば，回復というエビデンス（実例）をもっている人たちを私は直接知っていて，しかも私はその何人かの回復過程に携わることができました。この本では，その方々の回復過程の一部を，フィクションの形式を借りて紹介しています。

　大学院でACTや訪問看護を学んでいた20代，その学んだことを活かして実践した30代を経て，藤田さんや横山先生との出会いによって書籍ができ，自分の経験が世の中に活かされることになるわけですから，私は本当に恵まれていると感じます。この本が世の中に生まれるきっかけをくれた横山先生と藤田さん，きっかけを形にするために快く参加してくれた埼玉県精神科アウトリーチ研究会のみなさん，ただの雑談と思われかねない話に輝きと枠組みを与えてくれた精神看護出版の霜田さんに感謝しています。そしてなにより，半年間で10日間以上におよぶ企画会議や収録に理解と協力をしてくれて，本の完成を自分のことのように喜んでくれる妻や子どもに感謝しています。

　私にとって，最高の心のケアは喜びの共有と祝福なのですが，この本を通じて私がその経験をすることになりそうです。読者のみなさんにも，この先に喜びと祝福が多くあることを願って，この本のあとがきといたします。

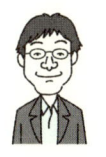

2019年5月
安保寛明

精神科訪問看護のいろは
── 「よき隣人」から「仲間」へ

2019 年 7 月 5 日　第 1 版第 1 刷発行

編　者　横山恵子・藤田茂治・安保寛明
発行者　水野慶三
発行所　株式会社精神看護出版
　　　　〒 140-0001　東京都品川区北品川 1-13-10
　　　　ストークビル北品川 5F
　　　　TEL 03-5715-3545　FAX 03-5715-3546
印　刷　山浦印刷株式会社
装丁・本文レイアウト／田中律子　イラスト／BIKKE

Printed in Japan　ISBN978-4-86294-064-3 C3047　©2019　精神看護出版